MAIGRIR AVEC PIERRE PALLARDY

MICHEL LAFON

La respiration est le souffle de l'âme.

Le ventre est le centre de la vie.

INTRODUCTION

C'est par hasard que j'ai découvert les clés de l'amaigrissement.

En plus de trente ans, j'ai vu se succéder dans mon cabinet des hommes, des femmes et des enfants souffrant de maux divers : fatigue intense, mal de dos, dépression, insomnie, troubles circulatoires, respiratoires, allergies, etc. Cette liste de troubles fonctionnels n'est pas exhaustive.

J'ai fait disparaître, j'ai guéri la plupart de ces troubles.

Nombre de mes patients, en m'exprimant leur reconnaissance, me disaient :

– Non seulement je n'ai plus mal au dos, j'ai retrouvé mon sommeil [ou : je ne suis plus fatigué, mon allergie a disparu] mais – divine surprise ! – j'ai perdu deux, trois ou quatre kilos, parfois plus. Sans rien changer à mes habitudes alimentaires...

J'ai eu un « flash ».

Ma méthode, basée sur la détente, facteur d'harmonie physique et psychique, allait plus loin que je ne le pensais. Elle était capable de guérir définitivement la plupart des troubles fonctionnels et, d'un même élan, elle faisait maigrir ceux qui en avaient besoin.

Je réfléchis. Puisque tous mes patients maigrissaient en guérissant, tous ceux qui avaient besoin de maigrir, sans souffrir, eux, de troubles fonctionnels, devaient maigrir encore plus vite. J'ai mis alors au point la méthode que je vais vous proposer dans ce livre. Vous constaterez qu'elle n'a rien de commun avec toutes les autres.

Depuis longtemps, depuis mon enfance à la campagne, je sais que la, ou plutôt les clés de l'amaigrissement ne se trouvent pas dans les aliments. On peut maigrir sans s'imposer de discipline à table, sans se priver, en mangeant ce qu'on aime. Comme je l'ai raconté dans mon livre récent *Le Cri du cœur*, j'ai travaillé tout jeune dans des fermes. La vie était dure. Hommes et femmes mangeaient beaucoup. Et ne grossissaient pas. Quand le travail était moins physique, ils mangeaient moins. Ils ne perdaient pas de poids.

J'ai gardé, au fond de moi-même, le souvenir de gens qui savaient instinctivement harmoniser effort et prise alimentaire et qui avaient un profond respect pour ce qu'ils mangeaient. Ils prenaient le temps de s'installer ; ils passaient du temps à table car ils avaient conscience que ce moment était privilégié pour se recharger d'énergie. Ils respiraient les odeurs venues de la cuisine, discutaient du goût, de la qualité, des plats simples. Ils me disaient : « Ne mange pas trop vite ou tu auras mal au ventre, et tu ne pourras pas travailler ! » À l'époque, chez les gens de la terre, il n'y avait pratiquement pas de gros.

Au fond, je sais depuis toujours que, pour maigrir, il est important de continuer à manger ce qu'on aime, et que le secret est dans la façon de manger bien plus que dans ce qu'on mange. Ainsi je me contente de modifier quelques-unes de vos habitudes, de vous faire prendre conscience de certains équilibres alimentaires que la vie moderne a bouleversés. Et de fortifier votre cœur et votre ventre.

Entendons-nous bien. Je ne prends pas vos problèmes de poids à la légère. Je sais, par expérience, à quel désarroi, à quel mal de vivre, à quelle angoisse, peuvent conduire des kilos superflus. La mode de la ligne fil de fer, la minceur obligatoire imposée par une conception stupide de l'élégance, accroît chez certaines femmes, et certains hommes, un sentiment de malaise, voire de culpabilité. Qui n'a pas entendu parler d'adolescentes que la peur de grossir a rendues anorexiques, de mannequins qui ont frôlé la mort pour perdre quelques kilos excédentaires (ignorant, ou voulant ignorer que ces kilos, justement, constituent une réserve naturelle indispensable, et nullement inesthétique) ? Les régimes riches de promesses se succèdent, célébrés dans les magazines. Tous prétendent faire des miracles. Certains en font, en effet, mais pour combien de temps ? On peut maigrir en s'imposant un régime plus ou moins dur, plus ou moins compliqué. Nombreux sont mes patients qui ont tenté l'aventure. Beaucoup ont abandonné en cours de route, perturbés psychologiquement, épuisés physiquement. La quasi-totalité d'entre eux ont repris, plus ou moins rapidement, leur surcharge pondérale. Et se sont résignés en pensant : je n'y arriverai jamais.

Au début, j'avais moi-même du mal à croire à ma méthode d'amaigrissement. Cela me semblait à la fois trop simple et trop évident. D'autant plus que j'ai reçu une formation de diététicien auprès du professeur Creff, de l'hôpital Saint-Michel, à Paris. Ces études me poussaient, à l'opposé de mon intuition, à accorder un rôle primordial à l'alimentation. J'étais en conflit avec moi-même. Je m'étais penché sur les processus de transformation, d'assimilation des protéines, des sucres, des graisses, des fibres, etc. On m'avait enseigné que jouer sur ces différents éléments nutritionnels, les supprimer, les dissocier, les doser, etc., constituait la seule approche sérieuse des problèmes de la prise de poids. (Rappelez-vous les régimes Scarsdale, Atkins, Montignac, celui de la Clinic Mayo, des Weight-Watchers, etc. Et tout ce qu'on nous a dit sur les calories, les bons et les mauvais sucres...)

Or, je découvrais que tout cela ne tenait pas la route. Que mes études m'avaient amené sur une fausse piste.

Je ne condamne pas les régimes. Chacun d'eux a sa vérité. Mais le fait même qu'ils se soient succédé dans les faveurs du public prouve qu'aucun d'entre eux n'est satisfaisant. Cela « marche » parfois, on perd des kilos, mais, encore une fois, on les reprend plus ou moins rapidement, et souvent avec une surcharge due à la fatigue du régime. **Le secret de l'amaigrissement n'est pas dans ce qu'on mange, mais dans l'équilibre de notre corps et de notre esprit, dans la détente retrouvée, et beaucoup plus dans la façon dont nous mangeons que dans ce qu'on mange.**

En vérité, des nutritionnistes, ou diététiciens, ont eu l'intuition de cette réalité. Le professeur Trémolières, il y a cinquante ans, écrivait déjà : « On grossirait beaucoup moins si on mangeait plus lentement, dans une atmosphère familiale ou conviviale, comme mangeaient nos parents, et si on prenait le temps de penser à ce qu'on mange. » Et le professeur Creff préconisait, pour ceux qui voulaient maigrir, une séance hebdomadaire de relaxation par la sophrologie. Ce n'est plus suffisant : les stress sont trop nombreux et le mal de vivre fait des ravages. Vous verrez plus loin mon programme de détente, son rythme – et comme il est facile de le mettre en application.

*

* *

Ce que je venais de découvrir m'aveuglait comme une évidence et, en même temps, me troublait énormément. Je devais abandonner des notions qui avaient pour moi la force d'un dogme et porter sur les problèmes d'excès de poids un regard neuf, différent. J'hésitais.

Je voulais non seulement conforter mes certitudes, mais aussi présenter une méthode efficace, concrète, durable et sans danger. En partant de la détente, qui équilibre le système nerveux, harmonise le système cérébro-spinal et le système neurovégétatif, renforce le système cardio-vasculaire, régularise les fonctions du ventre (assimilation et élimination), je suis maintenant en mesure de vous proposer une méthode-programme d'amaigrissement qui ne laisse pas de place à l'échec.

Les exercices que vous allez découvrir dans le premier chapitre sont à la base de la conquête (ou de la reconquête) d'une détente sur laquelle se fonde ma méthode. Ces exercices respiratoires sont la première clé. Vous serez très vite stupéfié par leurs effets. Vos nerfs, votre cœur, votre circulation vont y puiser un nouvel équilibre, une autre harmonie, de nouvelles forces. Cette respiration aura aussi pour effet de régler les problèmes intestinaux et gastriques dont vous n'avez peut-être pas conscience.

Pour maigrir, il est essentiel de régulariser les fonctions de votre ventre. Depuis que je soigne les troubles fonctionnels, je n'ai cessé de me persuader du rôle prioritaire du ventre dans l'harmonie du corps et de l'esprit. Quel que soit le trouble dont se plaint un patient, je commence toujours par interroger son ventre ; les points douloureux me renseignent sur ses dysfonctionnements ; et presque toujours – je pourrais écrire toujours – je mets en relief une intoxication, un déséquilibre, générateurs d'une fermentation excessive, d'une colite, d'un état de constipation. Dans un très grand nombre de cas, je découvre une colopathie, avec une muqueuse irritée, enflammée.

En régularisant les fonctions du ventre, j'ai guéri les troubles fonctionnels les plus divers – mal de dos, insomnies, dépressions, etc. Et c'est, une fois encore, en partant de la détente que j'ai agi. La détente, grâce à laquelle j'ai obtenu, presque sans le vouloir, ces pertes de poids qui m'ont fait réfléchir.

Ces exercices – inspiration et expiration profondes, répétées à intervalles réguliers –, générateurs de détente, constituent la première clé de ma méthode. Elle est fondamentale.

La deuxième clé, « Modifiez vos comportements », ouvre sur une approche nouvelle, différente, de la façon de manger. Facile à appliquer.

La troisième clé, « Comprendre ce que vous mangez », vous permettra d'équilibrer votre alimentation en prenant conscience des erreurs monumentales que, sans le savoir, vous commettez chaque jour. (Par exemple, jus de fruits, café ou thé à jeun.)

La quatrième clé, « Bien manger pour maigrir », vous donne la possibilité de perdre des kilos sans rien perdre de votre plaisir à table – sans plus jamais vous sentir coupable.

Avec ces quatre premières clés, je vous garantis en trois semaines, un mois, une perte de poids appréciable (de trois à quatre kilos). Mais je veux aussi, c'est essentiel, vous stabiliser à votre meilleur poids.

C'est dans cet esprit que je vous livre les trois

dernières clés de l'amaigrissement. Ce sont des garde-fous contre le retour des kilos superflus.

La cinquième et la sixième clés, « Fortifiez votre cœur » et « Fortifiez votre ventre », réunissent des conseils de sports d'endurance et des exercices de gymnastique.

La septième clé : « Ma méthode pour toujours ». Avec Florence, mon épouse, je vous propose des conseils d'achat et de cuisson pour bien manger et ne pas regrossir, mon guide des aliments, et enfin vingt et un jours de menus « équilibre-bien-être-plaisir », et des recettes.

C'est un programme doux, en plusieurs étapes, qui s'étend sur un laps de temps plus ou moins long. En cours de route, je vous propose de faire le point : ces bilans vous permettent de mesurer, en kilos perdus, le chemin parcouru, et de vous préparer à l'étape suivante. Non seulement vous maigrirez sans vous priver et sans souffrir, mais vous vous sentirez bien dans votre tête et dans votre corps, mieux armé pour résister aux agressions de la vie. Sur le chemin du bonheur, en somme.

Mes sept clés vont vous faire maigrir, mais je sais – par expérience – que l'aventure ne s'arrêtera pas là. Une huitième clé vous appartient. Elle ouvrira un domaine caché à l'intérieur de vous-même. Là se trouvent des richesses insoupçonnées, le secret de votre moi profond. Maigrir n'est pas seulement maigrir, guérir un trouble fonctionnel n'est pas seulement guérir. Pour moi, c'est toujours un moyen de découvrir, de retrouver ou de consolider l'équilibre entre le corps et l'esprit, l'harmonie entre le physique et le spirituel – un moyen de libérer son âme. Toute respiration selon ma méthode est comme une prière, l'occasion par l'inspiration d'absorber des pensées, des vibrations positives, enrichissantes, et par l'expiration de chasser stress, influences destructives, pensées négatives. D'embellir son âme.

Pierre Pallardy

PREMIÈRE CLÉ

—

ARMEZ-VOUS CONTRE LE STRESS

- La « respiration-détente-bien-être » pour maigrir
- Comment pratiquer ma méthode de respiration
- Les bienfaits du diaphragme
- Ma méthode de respiration à votre secours : en cas de stress, d'émotion, d'angoisse, de timidité...
- Les réactions du corps face aux stress

PREMIÈRE CLÉ

ARMEZ-VOUS CONTRE LE STRESS

La « respiration-détente-bien-être » pour maigrir

Ma méthode d'amaigrissement, vous l'avez compris, repose d'abord sur la détente. Nous parlerons plus tard de quelques modifications de vos habitudes alimentaires ainsi que d'exercices physiques faciles, destinés à vous maintenir définitivement à votre poids idéal – votre poids de forme.

Mais commençons par le commencement. La détente va vous permettre de retrouver un bon équilibre nerveux, un meilleur fonctionnement de votre appareil digestif, un meilleur « rendement » de vos glandes endocrines et de votre système cardio-vasculaire. Détendu, vous contrôlerez mieux vos émotions, vous répondrez de façon plus efficace aux stress inévitables de la vie quotidienne. Fatigue, déprime, irritabilité, accès de timidité, d'angoisse, tension vont s'éloigner. Vous vous sentirez mieux dans votre peau.

Et très vite, en moins d'une semaine, vous allez perdre les premiers kilos. J'en prends l'engagement.

Cette détente primordiale, indispensable, je vais vous en donner la clé – la première de mes sept clés de l'amaigrissement. C'est la respiration.

À condition de respirer suivant mes conseils, pendant quelques secondes, une dizaine de fois par jour, vous allez très rapidement vous rapprocher de cet état de détente qui est le point de départ et la base de ma méthode. Très vite, presque immédiatement, vous ressentirez les effets de ces exercices respiratoires faciles. Et vous en serez étonné.

Avant que je vous les décrive, laissez-moi vous expliquer comment j'ai découvert leur importance, et leur efficacité.

Chacun sait que la respiration permet d'oxygéner les cellules, facilite la circulation du sang et la combustion des acides. On ne peut vivre sans respirer.

Tout le monde respire. Personne ou presque ne sait respirer. On se contente de faire pénétrer l'air dans les poumons par un réflexe de survie. On respire parce qu'on ne peut pas faire autrement, pour échapper à l'étouffement, à l'asphyxie, et pour rejeter des toxines. Une émotion, un stress, une douleur accroissent le rythme respiratoire. Le sommeil le ralentit. Je note au passage que la respiration automatique diffère suivant le sexe. Chez la femme, elle est plutôt costale et thoracique ; plutôt diaphragmatique et abdominale chez l'homme. Face au stress, à la peur, sous le choc d'une émotion, hommes et femmes redeviennent égaux, ils respirent alors plus vite, avec la partie supérieure des poumons.

La respiration, à laquelle nous ne pensons que

lorsque nous sommes malades, ou hors d'haleine après un effort violent, rythme notre vie. Depuis que vous lisez ce petit paragraphe, vous avez – sans y penser – inspiré et expiré plusieurs fois.

Une inspiration prend, en général, un peu plus d'une seconde ; une expiration aussi. Vous inspirez-expirez environ vingt fois par minute, c'est-à-dire 1 200 fois par heure, 15 000 fois environ par vingt-quatre heures en tenant compte du rythme ralenti du sommeil. (Cela fait 450 000 fois par mois, et en gros 50 millions de fois en une année.) Je pense qu'il y a vingt ou trente ans ces chiffres étaient inférieurs. Les stress de la vie moderne, la multiplication des émotions, la sédentarité, les insomnies ou un sommeil perturbé sont responsables de l'accélération du rythme respiratoire.

Respirant de plus en plus vite, on respire de plus en plus mal. Voilà où je veux en venir. Vous ne faites appel qu'à une petite partie du potentiel de vos poumons et de vos bronches. En respirant trop précipitamment, trop nerveusement, vous n'approvisionnez pas assez vos alvéoles pulmonaires. Votre sang veineux, mal oxygéné, repart chargé de toxines, qui se fixent dans le tissu conjonctif. Par cette respiration imparfaite, précipitée, insuffisante, vous ouvrez la porte à différentes maladies, à la fatigue cardiaque, aux malaises, aux déviations vertébrales, aux troubles intestinaux, glandulaires et hormonaux.

Et à la prise de poids.

Réfléchissons un instant. D'abord à l'inspiration. L'oxygène distribué dans les organes, les glandes, les artères, les cellules dans leur ensemble, produit une vasodilatation. La cage thoracique s'ouvre, libère le diaphragme (voir page 27) et stimule les plexus (voir page 155). Si on prolonge l'inspiration au-delà de la seconde et demie, que se passe-t-il ? D'abord l'inspiration, qui était un acte automatique, devient un acte conscient. On se sent respirer. Essayez. En « tenant » trois secondes, on éprouve une sensation de détente psychique. Pourquoi ? L'inspiration prolongée qui détend le système nerveux a poussé l'hypothalamus, glande endocrine située à la base du cerveau, à créer, par l'intermédiaire de l'hypophyse, une autre glande, des endorphines, qu'on appelle aussi hormones du bien-être. Quand dans mon cabinet je traite mes patients, la détente que je leur procure est la conséquence directe de la création d'endorphines, ces fameuses hormones qui entrent en jeu dans tous les moments agréables de la vie : quand on donne ou reçoit de l'amour ou de la tendresse, quand on se sent en harmonie avec soi-même et avec les autres, en rêvant, en pratiquant un sport, en se faisant plaisir à table, en respirant même, chaque fois qu'on effleure le bonheur, ces hormones sont activées.

C'est aussi simple. Une seconde et demie d'inspiration supplémentaire et des hormones inhabituelles de bien-être se répandent dans l'organisme. La médecine comprend encore assez mal ce phénomène. Mais on a réussi à isoler ces hormones et on travaille actuellement, aux États-Unis, à les synthétiser. Ce sera, sans doute, une « pilule de bonheur », un euphorisant de plus. Je suis foncièrement opposé à ce genre de médication. En revanche, je suis très attaché à la sensation d'euphorie que procurent ces hormones spontanées de la respiration profonde. Elles permettent de mieux résister aux agressions, aux stress ; elles constituent un véritable tampon entre vous et le monde extérieur.

L'inspiration prolongée et contrôlée a d'autres conséquences bénéfiques. Elle permet de débloquer les articulations vertébrales et costo-vertébrales.

Les nerfs, libérés, peuvent jouer pleinement leur rôle de transmetteurs, de telle sorte que sont améliorées les fonctions des systèmes vitaux, des organes et des glandes. On sait que chaque vertèbre correspond à un système, un organe ou une glande. Tout blocage vertébral a pour conséquence un trouble fonctionnel (voir page 155). L'inspiration profonde élimine les blocages vertébraux en libérant non seulement les articulations, mais aussi des muscles paravertébraux, véritables haubans de la colonne vertébrale. Par exemple, un blocage ou une compression de la sixième vertèbre dorsale sur la septième entraîne un dysfonctionnement important du pancréas et du duodénum, pouvant aboutir à des gastrites ou à des ulcères.

L'expiration prolongée a, elle aussi, des conséquences spectaculaires. Je suis arrivé à la conclusion que son importance était primordiale. Le rejet, par le nez ou la bouche, de l'air chargé de toxines n'est-il pas à la base de toutes les disciplines orientales, comme le yoga, les arts martiaux ?

L'expiration entraîne, à l'opposé de l'inspiration, une vasoconstriction des organes, des muscles, des glandes. **En prolongeant la durée de l'expiration automatique jusqu'à cinq à sept secondes, on obtient donc un véritable décrassage de l'organisme jusqu'au niveau du tissu conjonctif, où sont stockés les amas graisseux.** On se débarrasse des excédents de sucre et de mauvais cholestérol retenus dans le sang. L'organisme aura alors tendance à puiser dans le trop-plein graisseux pour reconstituer ses réserves. Chaque expiration prolongée joue donc sa partition dans le concept de l'amaigrissement.

Vous observerez aussi que chaque expiration prolongée constitue un véritable massage du ventre en profondeur.

En de nombreuses années de pratique je n'ai cessé, je le répète, d'être frappé par le rôle du ventre dans les troubles fonctionnels. Quels que soient les maux dont se plaignent mes patients, je l'ai dit, je commence toujours par palper leur ventre (ce que ne font jamais, à mon grand étonnement, nutritionnistes et diététiciens avant de prescrire un de leurs régimes). Cette palpation me permet, presque toujours – pour ne pas dire toujours – de découvrir un dysfonctionnement neurovégétatif (voir page 46). Le plus souvent, il m'est possible de le maîtriser par des traitements manuels. Conséquence immédiate, je vois presque toujours disparaître, du même coup, des troubles psychiques comme la sensation erronée de faim, la fatigue, la déprime, la timidité. Il ne faut pas oublier que le ventre nourrit toutes les cellules, y compris celles du cerveau. (J'appelle le ventre « deuxième cerveau ».)

Un cerveau bien alimenté et bien oxygéné a de meilleures capacités de réaction aux stress, aux émotions, à l'angoisse, et possède la faculté de renforcer votre volonté de maigrir.

Pour moi, un ventre en bonne santé est la condition d'un cerveau en bon état de marche. J'ai toujours été étonné, en soignant des patients souffrant de mélancolie, d'état dépressif, etc., depuis des années, de constater qu'on ne s'était jamais intéressé à leur ventre. Au contraire, celui-ci était constamment perturbé, mis en dysfonction par les innombrables médicaments et drogues destinés au cerveau.

Ma respiration-détente fortifie donc tous les systèmes, en particulier les systèmes cardio-vasculaire et neuromusculaire, les glandes et organes (foie, pancréas, rate, seins, poumons, etc.).

Résumons-nous. Par la maîtrise de la respiration, en la modifiant à peine par quelques exercices simples mais réguliers, vous allez renforcer votre système nerveux, accroître votre résistance aux stress, aux contrariétés, apprendre à contrôler vos émotions et à armer votre corps et votre esprit en les harmonisant. Votre hypothalamus, votre hypophyse, vos glandes en général, votre système immunitaire, mieux oxygénés et mieux nourris, vont accomplir leur travail avec plus de facilité. Vous serez mieux protégé, et plus fortement équipé pour affronter les agressions. Digestion, assimilation, élimination des aliments seront améliorées car elles dépendent directement du système neurovégétatif. Le corps et l'esprit tireront un meilleur profit des propriétés nutritives (vitamines, sels minéraux, oligo-éléments) des aliments.

Mais ce n'est pas tout.

Le surcroît d'oxygène que vous allez absorber et qui va se répandre dans votre corps facilitera la circulation des énergies nerveuses issues de la moelle épinière. Il aura des effets très favorables sur les plexus, ces récepteurs-transmetteurs répartis depuis la gorge jusqu'au plexus solaire et au ventre, sur les méridiens, mis en relief par la médecine chinoise. On connaît aujourd'hui le plexus de l'anxiété, le plexus relié au cœur, aux poumons, etc. Les plexus vont fonctionner à plein rendement, et jouer pleinement leur rôle d'équilibrage, générateur de la détente physique et psychique.

La respiration-détente-bien-être pratiquée régulièrement est la garantie d'une santé optimale de tous vos systèmes, glandes, organes, d'une perte de poids assurée vers votre poids idéal pour toute la vie.

Comment pratiquer ma méthode de respiration

Avant toute chose, il faut savoir qu'elle s'adapte à toutes les circonstances de la vie quotidienne.

On peut la pratiquer debout, assis, allongé, en marchant, en conduisant sa voiture. Vous pouvez l'appliquer dans un lieu public, au bureau, à l'usine, sans que nul, autour de vous, s'en aperçoive et à n'importe quel moment : entre deux conversations, après ou avant un effort, au début ou à la fin d'un repas...

Très important : ma méthode de respiration n'a rien à voir avec un exercice ordinaire de gymnastique respiratoire. C'est une pratique plus spirituelle, plus proche de la prière que du mouvement programmé. Par une attention particulière, rendez votre esprit disponible. Imaginez-vous dans un décor et un environnement agréables, remplissez vos pensées de sentiments positifs. Détendez votre corps et, si vous le pouvez, fermez les yeux. Relâchez vos épaules, tenez votre dos droit et si vous êtes assis, ne croisez pas les jambes. L'inspiration est la source d'une profonde détente ou vont naître de nouvelles énergies.

Inspiration

Inspirez très doucement, de façon continue, par le nez sans pincer les narines, sans faire la grimace, sans bruit nasal; comptez jusqu'à cinq (cinq secondes).

Ne faites pas de mouvement brusque de la tête vers l'arrière, ni de contraction de la nuque; ne remontez pas les épaules.

Gonflez d'abord le ventre en le poussant vers l'avant, puis laissez s'ouvrir votre cage thoracique au maximum de façon à laisser le diaphragme se déployer et effectuer son mouvement complet.

À cinq secondes, au sommet de l'inspiration, tournez la tête de gauche à droite. Votre nuque doit rester souple. Ne la bloquez pas, ne contractez pas les muscles des épaules.

Palier : Retenez votre souffle pendant une à deux secondes en apnée.

Expiration

Expirez par le nez ou par la bouche entrouverte en comptant lentement jusqu'à 5, 6 ou 7. L'expiration comporte deux temps : d'abord (trois secondes), expiration très lente sans contraction musculaire.

Ensuite, en continuant à expirer sans marquer de temps d'arrêt, rentrez le ventre au maximum en repoussant la masse abdominale vers le diaphragme, qui va se soulever. Si vous le pouvez, arrondissez légèrement le dos en laissant tomber la nuque, le menton sur la poitrine. Vous irez ainsi jusqu'à la limite de vos possibilités d'expiration. Cette expiration profonde permet de chasser le stress, les angoisses, les culpabilités et toutes les idées négatives qui vous assaillent. Elle fortifie l'organisme, élimine l'acidité et les troubles fonctionnels, favorise l'élimination et le processus de l'amaigrissement et ouvre les portes d'un monde plus spirituel.

Les bienfaits du diaphragme

Le véritable régulateur de notre respiration est un muscle très puissant situé entre le thorax et l'abdomen, sous le cœur et au-dessus des organes digestifs : le diaphragme.

Le diaphragme est perpétuellement en action : il s'abaisse lors de l'inspiration et remonte à l'expiration. De son bon fonctionnement dépendent la qualité et la profondeur de l'inspiration-expiration. Il exerce un massage naturel sur les organes de l'abdomen, stimule le foie, le pancréas, la rate, les intestins, favorisant de la sorte les fonctions d'assimilation et d'élimination. Par ses mouvements réguliers et constants, le diaphragme agit aussi sur les fonctions circulatoires et sur le système neuromusculaire : tous les plexus, dont le plexus solaire, bénéficient de son action, facteur de détente.

Ce rôle positif du diaphragme peut être perturbé en une fraction de seconde par une émotion violente (on a le souffle coupé) ou par un état de stress, de nervosité, d'angoisse, de timidité. De même, une mauvaise digestion, un malaise intestinal, etc., peuvent bloquer ou raccourcir le système du diaphragme.

Ma méthode de respiration pratiquée avec régularité garantit un excellent fonctionnement du diaphragme.

Cet enchaînement, inspiration-expiration, vous allez le pratiquer dix à douze fois par jour, c'est-à-dire toutes les heures dans n'importe quelle situation. Cinq inspirations de cinq secondes, cinq expirations de cinq à sept secondes avec un palier intermédiaire de deux secondes environ. Une fois par heure.

Il est possible et même probable que les premiers jours vous éprouviez des difficultés à tenir ce rythme. Surtout si vous n'avez pas l'habitude d'exercer votre capacité respiratoire (si vous êtes sportif, cela vous sera plus facile).

Vous devez savoir que ma méthode de respiration équivaut, suivant le poids, l'âge et le degré de fatigue, à huit à douze kilomètres de marche, à une heure ou une heure et demie de bicyclette, à vingt minutes au minimum de natation par jour. C'est dire son efficacité.

Ma méthode va renforcer votre système cardiovasculaire, musculaire, articulaire – sans les retombées négatives du sport pratiqué dans de mauvaises conditions : fatigue dangereuse pour le cœur, crampes, courbatures, douleurs articulaires, etc.

Ma méthode vous offre tous les bienfaits du

sport, sans aucun risque – et sans excuses pour vous dérober –, et elle vous prépare à la pratique des sports qui vous feront plaisir : ski, vélo, golf...

Il m'est arrivé d'observer chez certains de mes patients des réactions assez fortes les premiers jours. Exactement comme s'ils avaient, sans préparation, entrepris une randonnée en montagne. C'est le signe d'une fatigue profonde, et sans doute très ancienne, de l'organisme, et la preuve qu'il réagit fortement et positivement. Dans ce cas, il est important de raccourcir au début les séquences respiratoires suivant ses possibilités : trois ou quatre secondes d'inspiration (au lieu de cinq) ; palier de une seconde (au lieu de deux) ; quatre à cinq secondes d'expiration (au lieu de sept).

Après quelques jours d'adaptation, vous rejoindrez le rythme de base.

Certains de mes patients, très anxieux et déprimés, ont ressenti au début une fatigue supplémentaire et, plus rarement, des maux de tête, des aigreurs digestives, des fourmillements dans les mains et les pieds (preuve que les extrémités étaient mal irriguées et oxygénées). Ces réactions sont une preuve de plus de l'efficacité de ma méthode.

La majorité d'entre vous, dès les premiers jours, éprouve une sensation de légèreté.

– Au cours de la journée, vous n'avez plus de sensation de faim, vous ne vous sentez plus obligé de grignoter quelque chose, n'importe quoi, à toute vitesse. Fringale et boulimie ont disparu, ou ne vont pas tarder à disparaître.

– Votre sommeil est plus calme. Vous vous réveillez plus détendu ; la fameuse angoisse du réveil, bien connue des psychiatres, diminue et disparaît comme la tendance à la mélancolie, à la déprime.

Vous avez, en quelques jours, en « dégonflant », et en perdant un ou deux kilos, retrouvé un surcroît d'énergie et d'optimisme.

Vous avez utilisé ma première clé. Vous êtes sur la bonne voie, celle de la détente, qui a déclenché le phénomène de l'amaigrissement durable.

Ma méthode de respiration à votre secours

La respiration-détente-bien-être peut aussi devenir une arme efficace si vous avez à faire face à un stress, quel qu'il soit : mauvaise nouvelle, sentiment de panique ou de timidité, contrariété, déception, bouffée d'angoisse.

Pendant toute notre existence, notre organisme s'efforce d'harmoniser nos sytèmes. Il doit réagir à la fois à ses exigences personnelles et à celles du monde extérieur, par la lutte ou l'esquive. Ces exigences, souvent perçues par le corps comme des menaces, provoquent d'abord un réflexe : une tension neuromusculaire, puis toute une série de réactions en chaîne affectant toute la personnalité, le psychisme... et le système neurovégétatif.

Une situation de stress pendant une période prolongée maintient la tension artérielle à un niveau élevé. Il est évident que si cette situation devient chronique, le corps ne peut plus surmonter les difficultés et tombe dans la maladie.

C'est au niveau de l'hypothalamus que nous assurons le contrôle de notre comportement. Pour canaliser notre stress, nos émotions, et transformer un « désordre organique » en une conduite adaptée, évitant une souffrance physique et psychique, nous allons dresser un obstacle immédiat contre ces agressions.

Les réactions du corps face au stress

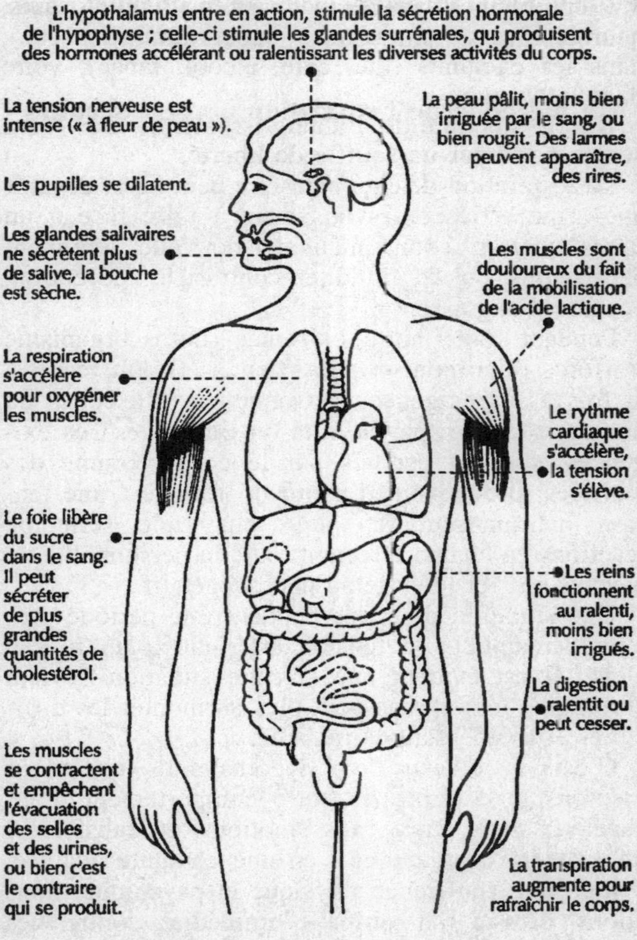

En mettant en pratique mes conseils d'inspiration-expiration profonde, vous bénéficiez dans une circonstance difficile, pénible ou douloureuse, d'une forme d'autodéfense naturelle.

Vous n'avez plus besoin de rechercher la solution à vos problèmes dans les médicaments (euphorisants, neuroleptiques, stimulants, supervitamines, etc.), dans les excitants (thé, café, alcool, tabac), voire dans la drogue.

Sur le chemin de l'amaigrissement, vous vous sentez porté par un souffle de liberté.

DEUXIÈME CLÉ

—

MODIFIEZ VOS COMPORTEMENTS

- Passer à table détendu
- Manger lentement
- Retrouver les plaisirs des sens
- Manger à des heures régulières
- Le système neurovégétatif

DEUXIÈME CLÉ

MODIFIEZ VOS COMPORTEMENTS

Cela va sans doute vous étonner, mais pour moi **la façon de manger est plus importante que ce qu'on mange.** Si ma méthode, à quelques détails près, permet de consommer tout ce qu'on aime, elle est très stricte sur les conditions dans lesquelles on prend ses repas, les dispositions du corps et de l'esprit lors des prises alimentaires, et les horaires. Pour maigrir, il y a quatre règles principales, indissociables, qui n'ont rien de contraignant. Ensemble, elles constituent ma deuxième clé :

– Passer à table détendu.
– Manger lentement.
– Retrouver les plaisirs des sens.
– Manger à des heures régulières.

Passer à table détendu

J'y attache une importance primordiale. La détente, vous l'avez compris, est à la base de ma méthode. Dans le chapitre précédent, je vous ai exposé les moyens de la maîtriser, sans grand effort, grâce à la respiration, en pratiquant quelques exercices à intervalles réguliers (et aussi en cas de stress ou d'émotion). **Sans la détente, vous ne maigrirez pas. Aucun régime ne sera efficace à la longue. En revanche, la détente est efficace, même sans régime.**

Voici pourquoi. Si vous passez à table contracté, votre estomac, qui est contrôlé par le cerveau, subit immédiatement une hypersécrétion, ou une hyposécrétion, des sucs gastriques, qui elle-même va entraîner une hyper- ou une hyposécrétion des sucs bilio-pancréatiques. Les mécanismes d'assimilation-élimination sont perturbés. Très vite, une fermentation intestinale se crée ; sollicité, le foie va peiner pour traiter – c'est son rôle – toxines et déchets. Conséquence : prise de poids quasi immédiate.

Si, au contraire, vous prenez votre repas détendu, l'esprit libre, l'afflux normal des sucs bilio-pancréatiques va dissoudre parfaitement les graisses, les sucres... Le foie fera parfaitement son travail, les déchets et les toxines seront éliminés, il n'y aura pas de prise de poids. Tous mes patients qui, avec l'aide de ma respiration-détente, ont réussi à changer leur façon de manger, ont maigri. Tous, sans exception.

Vous allez donc prendre la décision de faire de vos repas des moments privilégiés, protégés, à l'abri de tout stress. Avant de vous mettre à table, au déjeuner comme au dîner, vous allez pratiquer une séance d'inspiration-expiration en suivant les indications du chapitre précédent, pour débloquer et équilibrer votre système neurovégétatif (voir page 46). Auparavant, vous vous serez mis à l'aise (pas de ceinture trop serrée, etc.). Asseyez-vous au fond de votre chaise, confortablement, en prenant votre temps. Ne croisez pas les jambes.

Dans ma jeunesse, quand je travaillais comme garçon de ferme, j'ai remarqué que les paysans se rassemblaient autour du puits avant de passer à table. Ils tombaient la veste, se lavaient le visage et les avant-bras dans l'eau froide. Jamais ils ne se mettaient à table sans ce rituel, qu'accompagnait parfois la prière du bénédicité. Aujourd'hui, j'y vois une recherche spontanée de détente et un profond respect de la nourriture ; leur système neurovégétatif équilibré, leurs plexus libérés, mes paysans assimilaient facilement... et grossissaient rarement, malgré les déjeuners très copieux, très riches, correspondant à leur dépense d'énergie. Le soir, en revanche, le dîner était beaucoup plus léger.

Je ne le répéterai jamais assez, il est essentiel de se mettre à table détendu. Je n'ignore pas que la vie moderne, avec ses pressions, ses cadences, ses stress, ne facilite pas les choses. Même à la campagne, les choses ont changé : on mange souvent à la va-vite, sur le tracteur, le Walkman calé sur les oreilles. Et on grossit ! J'ai eu, parmi mes patients, une commerçante qui avait essayé de nombreux régimes sans jamais parvenir à maigrir. Sa fille était dans la même situation. Or, jamais ni l'une ni l'autre ne faisaient un véritable repas de midi ! Elles exploitaient une boutique d'alimentation et se levaient à tour de rôle, pour servir la clientèle. Inutile de chercher plus loin la cause principale de leur prise de poids. J'ai souvent accueilli dans mon cabinet des mères de famille qui, elles non plus, n'arrivaient pas à maigrir. Elles me racontaient leur vie. Au déjeuner, comme au dîner, elles n'avaient pas le temps de s'asseoir, de se détendre. C'étaient de perpétuels va-et-vient entre cuisine et salle à manger. Les enfants avaient des horaires compliqués. Je n'avais pas besoin de poursuivre mon questionnaire : je connaissais la cause principale – unique éventuellement – de leur excès de poids.

On mange trop vite, dans la précipitation, la crainte de perdre son temps, la nervosité.

Je considère comme une véritable catastrophe la multiplication des distributeurs automatiques sur le lieu de travail. Bientôt, ils vont même proposer des plats chauds ! On fait la queue, on calcule l'attente prévisible, on s'impatiente... Il n'y a plus de convivialité, d'échanges, de conversations, de communication. D'après certaines statistiques, dans dix ans, 50 % des gens qui travaillent mangeront debout, à n'importe quelle heure, des aliments issus de distributeurs. Aujourd'hui, dans les cantines scolaires et universitaires, dans les usines, on a tendance à raccourcir le temps du repas. Le bruit en général est intense, les couleurs sont agressives, le consommateur, quel que soit son âge, devient un numéro. Il se sent méprisé. Où est la détente dans tout cela ?

Essayez, par tous les moyens, d'échapper à ces pièges. Pour cela, il faut arriver à vous ménager un temps et un espace-déjeuner qui vous mettent à l'abri du stress, de la précipitation, du sentiment d'urgence. Trouvez un lieu agréable, si possible silencieux. **Profitez de vos repas pour vous recharger en énergie. C'est plus facile que vous ne le pensez.**

Après avoir inspiré-expiré profondément, oubliez pour un temps vos problèmes. Pensez à ce que vous allez manger. Si vous êtes chez vous le soir, après avoir respiré en profondeur, détendez-vous. Ne mangez pas affalé sur un canapé, devant votre écran de télévision. Si vous ne pouvez pas vous en passer, choisissez un programme qui vous détende. Zappez le moins possible. (Si vous en êtes capable, évitez la télé pendant le repas jusqu'à ce que vous soyez stabilisé à votre poids de forme.)

Je sais bien que beaucoup d'entre vous auront du mal à changer radicalement leurs habitudes, le décor de leurs repas, que des amis joyeux avec qui on se détend (le rire est un véritable jogging du ventre) ne sont pas toujours faciles à trouver. Cela peut prendre du temps. En attendant, après avoir, avant chaque repas, pratiqué la respiration-détente, consacrez un petit moment à vous laver les mains et les avant-bras. Les écoles, les usines, les bureaux ne manquent pas de lavabos, et je m'étonne de constater que très peu d'enfants, et peu d'adultes, se lavent les mains avant de passer à table. C'est un soin d'hygiène élémentaire, et un facteur de détente. Dans l'hypothèse où vous ne pouvez changer de décor, si vous êtes prisonnier d'une cantine peu accueillante, bruyante ou enfumée, attachez encore plus d'importance à la préparation respiratoire. **L'inspiration-expiration profonde est le premier moyen d'accéder à la détente.**

Dans une société où on ne cesse d'améliorer la productivité et où on néglige hélas trop souvent les endroits où adultes et enfants se ressourcent, où l'on exige un travail de plus en plus performant, au mépris du confort physique ou mental, ces exercices qui vont vous conduire à la perte de poids vous seront d'un grand secours. Le stress nous guette à chaque instant. (À ce propos si, juste avant un repas, vous subissez un stress violent, si vous vous sentez soudain agressé, angoissé, je vous conseille de retarder votre prise alimentaire de quinze à trente minutes. Le temps de retrouver, par la respiration, l'indispensable détente, afin que votre système neurovégétatif exerce de nouveau normalement sa fonction d'assimilation et d'élimination.)

Manger lentement

Deuxième règle, essentielle, absolue ! Elle peut vous paraître simpliste et évidente. Mais je suis catégorique. Pour perdre du poids, vous devez être détendu, manger calmement, et lentement.

Pourquoi ?

Quand on mange vite, sous la pression, quelle qu'elle soit, intérieure ou extérieure, se produisent des coupures d'énergie, une perturbation immédiate de la chaîne des réactions qui entrent en jeu tout au long de la digestion. C'est un point que j'ai souligné déjà dans plusieurs de mes livres : il suffit qu'un organe fonctionne mal, trop vite ou trop lentement, entraînant une hyper- ou une hyposécrétion de sucs gastriques, de bile, d'enzymes, etc., et le système neurovégétatif se dérègle. L'assimilation est perturbée, la fermentation augmente et le corps ne tire pas profit des éléments nobles de l'alimentation : protides, lipides, glucides, vitamines, sels minéraux, oligo-éléments, etc. Les organismes plutôt lymphatiques s'encrassent, les hyperactifs éliminent trop vite ce qui leur reste de ces vitamines, sels minéraux et oligo-éléments, et dans les deux cas, on souffre de carences. C'est la porte ouverte aux troubles fonctionnels, à la fatigue physique, morale, aux dysfonctionnements – à la prise de poids. Manger précipitamment, nerveusement, est une grave erreur. On a toujours l'impression de rester sur sa faim. On se ressert, nerveusement. On boit trop d'eau ou trop de vin. **Comme la détente, le rythme ralenti à table vous remet en accord avec vous-même. Il est primordial non seulement parce qu'il participe aux**

remises en ordre qui vont vous faire perdre du poids, mais parce qu'il vous permet de vous sentir en harmonie avec vous-même, responsable et gestionnaire de vos échanges – bien dans votre peau.

Que faut-il faire ?

Manger lentement, c'est d'abord mâcher les aliments. Si l'estomac les reçoit insuffisamment broyés, il doit fournir un excès de travail pour transformer cette bouillie, appelée le chyme ; la digestion se ralentit et très vite se produit le fameux encombrement des voies bilio-pancréatiques. À plus ou moins long terme apparaîtront une gastrite et une colopathie fonctionnelle.

Le bol alimentaire doit donc être broyé par les dents pour se mélanger à la salive à l'intérieur de la bouche. La salive contient, en effet, des enzymes qui commencent la digestion de certains aliments – en particulier les amidons – et la transformation des iodures et des chlorates. Quand on mange trop vite, la salive n'est pas sécrétée par les glandes salivaires et ne peut remplir son rôle. Les aliments, mal digérés, vont perturber les intestins, qui ont pour mission d'en achever le broyage et d'en assurer la répartition, les éléments nutritifs passant dans le sang, les déchets et toxines étant éliminés par les selles. L'intestin, fatigué, donnera naissance à une colite, d'où fermentation excessive et prise de poids immédiate.

Le rôle de la bouche et des enzymes de la salive dans le processus de transformation des aliments a fait récemment l'objet de recherches très poussées qui ont mis en relief le rôle de ces enzymes, plus important qu'on ne le pensait jusqu'à présent. J'en suis persuadé. Il est donc essentiel de mâcher les aliments pendant dix secondes au moins, surtout lorsqu'ils sont crus.

Retrouver les plaisirs des sens

Passer à table détendu, manger lentement, retrouver les rythmes de jadis, l'ambiance des repas familiaux, c'est aussi prendre conscience de ce qu'on mange, et faire appel à tous nos sens. Cet équilibre de la sensibilité, que la vie moderne menace de plus en plus, j'y attache une grande importance dans ma chasse aux kilos superflus. **Manger détendu, et lentement, ouvre l'esprit, et vous rend toute une série de sensations, de petites émotions, de plaisirs oubliés.** Qui n'a pas observé qu'après un bon repas, convivial, les timidités tombent dans ce qu'on appelle la « chaleur communicative » ? (C'est pour cette raison que les repas d'affaires, spécialité française, ont tant de succès.) Je pense très sincèrement que les changements que je conseille dans les habitudes alimentaires peuvent, dans certains cas, être aussi efficaces que des séances de psychothérapie !

En arrivant à table détendu, et en mangeant lentement, vous allez retrouver, avec émerveillement, l'usage de tous vos sens. Vous allez remettre en action votre odorat, dont le rôle ne se borne pas à éveiller l'appétit. Une partie de la muqueuse nasale, appelée région olfactive, renseigne le cerveau sur la qualité des aliments. N'hésitez pas à respirer le plat que l'on vous sert. S'il sent bon, si son odeur vous plaît, vous le digérerez sans peine. Si son odeur vous déplaît, n'y goûtez pas ; il vous rendrait malade. S'il vous paraît sain, mais fade, il ne vous convient pas et vous risquez, en le consommant, des troubles neurovégétatifs. (Ne tombez pas pour autant dans les excès de l'instinctothérapie, qui base toute sa méthode sur l'utilisation exclusive des sensations naturelles.)

Personnellement, je sens toujours longuement ce qu'on me sert. J'approche l'assiette de mon nez et je respire profondément pendant quelques secondes l'odeur qui s'en dégage. Au restaurant, quitte à passer pour un original, je change alors quelquefois mon choix. De sorte que je n'ai jamais été incommodé après un repas au restaurant.

Procédez de la même façon au marché. En choisissant toujours, entre deux produits, celui qui sent bon, vous ne vous tromperez pas. N'oubliez pas, dans le même esprit, de humer le parfum des vins, c'est de cette façon qu'un connaisseur choisit les meilleurs crus.

Prenez votre temps. Regardez ce que vous mangez avant de mettre les aliments en bouche. Il suffit parfois de voir un plat, ou un produit, à travers une vitre pour en deviner le goût et l'odeur – et déclencher l'envie. Comme les odeurs de l'enfance sont ancrées au plus profond de nous-mêmes, notre mémoire visuelle conserve nos bons et mauvais souvenirs culinaires et, parfois, inconsciemment, joue le rôle d'un starter ou d'un frein pour notre appétit.

Prêtez attention au goût des aliments, comme le faisaient nos anciens. Rien de plus triste que les plats préparés, préfabriqués, lyophilisés, surgelés, qui envahissent le marché, que les fast-foods, la nourriture rapide – que certains appellent la « junk-food », nourriture de poubelle – ou les aliments issus de distributeurs automatiques. En général, ces plats n'ont ni odeur ni goût ; ils sont faits pour être vite avalés. Il faut que « ça tourne ». Les chaises, dans ces établissements de restauration rapide, sont inconfortables, les assiettes et les couverts généralement en plastique. Tout est fait pour accélérer la consommation.

Ne vous laissez pas séduire par ce mode de restauration venu d'un pays, les États-Unis, où la sensibilité n'est pas la nôtre – et où on voit des gros, qui ne maigriront jamais, à chaque coin de rue.

Retrouvez le plaisir de manger lentement des mets que vous aimez, et qui ont du goût : vous possédez des fibres sensorielles situées dans les deux tiers antérieurs de la langue et reliées par l'intermédiaire de l'hypothalamus à certains points du cortex où le goût de chaque aliment est immédiatement identifié. Utilisez ces fibres.

Notre société moderne nous bouscule, nous pousse à aller de plus en plus vite, nous impose des horaires de plus en plus impératifs. Résistez à cette tendance, qui vous éloigne des valeurs traditionnelles – que souvent on va rechercher dans une spiritualité différente, voire dans les sectes. Un grand chef trois étoiles, Pierre Gagnaire, a écrit récemment que la grande cuisine ne pouvait être qu'une cuisine de l'émotion, et qu'elle devait se déguster dans une « bulle de bonheur ». Or, même s'il est impossible de déjeuner et de dîner chaque jour dans un trois étoiles, recréons au moins, dans la mesure du possible, notre propre bulle de bonheur.

Manger à des heures régulières

Mangez détendu, mangez lentement. Et mangez à des heures régulières.

Sans le savoir, nous sommes tous sous la dépendance de notre horloge biologique. Notre vie est réglée par ses biorythmes, qui remontent à notre prime enfance. Par exemple, si nous avons été habitués à quatre repas – en gros, à 7 heures, 12 heures, 17 heures, 20 heures –, les sucs digestifs se déclenchent automatiquement suivant ce programme horaire. Les médecins qui pratiquent des cures de sommeil le savent si bien qu'à des heures régulières ils injectent à leurs malades endormis des cocktails de vitamines-glucides pour respecter les rythmes de digestion des patients.

Car, si les sucs sont précipités dans un estomac vide, ils attaquent la muqueuse, produisent de l'acidité, bouleversant le système neurovégétatif. Et favorisent la prise de poids.

La vie moderne, les voyages avec leur fameux décalage horaire, les nouveaux horaires de travail dérèglent constamment notre horloge biologique. J'ai observé, parmi bien d'autres, le cas significatif d'une étudiante qui venait de quitter sa famille. Habituée au petit déjeuner servi ponctuellement par sa mère, au déjeuner familial de 13 heures, au repas pris dans la détente (sans télévision), elle était passée, sans transition, au petit déjeuner avalé à toute vitesse au café du coin, à la précipitation et aux horaires approximatifs du resto U, aux dîners chez des copains à n'importe quelle heure. En deux, trois mois, elle avait grossi de près de dix kilos. Elle ne parvenait pas à les perdre.

Je réussis à la persuader que, dans son nouveau système de vie, elle devait remettre à l'heure son horloge biologique, régulariser ses heures de repas, manger lentement. En peu de temps, elle est revenue à son poids de forme.

Ma méthode fournit tous les éléments pour remettre à l'heure votre horloge biologique. En partant de l'incontournable petit déjeuner-starter, programmez le déjeuner et le dîner avec un intervalle de cinq heures. En cas d'effort particulier, physique ou intellectuel, ou de décalage, prévoyez un en-cas de complément (tartine de pain complet, chocolat noir) entre deux repas.

Mais n'oubliez pas deux choses essentielles : **il ne faut jamais sauter un repas, et toujours veiller à ce que le bol alimentaire soit totalement digéré avant de passer à la prise suivante.**

Le système neurovégétatif

Notre système nerveux est complexe, divisé en un système cérébro-spinal (qui assure notre activité psychique et nos rapports avec le milieu extérieur) et un système neurovégétatif (qui assure notre vie végétative).

Ces deux formes d'activité vitale de notre organisme sont étroitement liées au niveau des nerfs et des ganglions.

Le système neurovégétatif se divise lui-même en un système sympathique et un système parasympathique.

Le système sympathique s'étend en une chaîne de ganglions de chaque côté de la colonne vertébrale, de la nuque au coccyx, reliée au nerf rachidien. Il a des relais vers les viscères innervés grâce aux nerfs sympathiques. C'est dans cet enchevêtrement que se trouvent les plexus : plexus cardiaque, solaire, hypogastrique, diaphragmatique, etc. (voir page 173).

Le système parasympathique se divise lui-même en deux.

– *Le système parasympathique crânien* se compose du parasympathique facial (avec les ganglions de la vue, de l'odorat, du goût, de l'audition) et du parasympathique viscéral (le pneumogastrique), relié au cœur, aux poumons, à l'estomac, au foie, à l'intestin grêle, à l'œsophage... où se trouvent différents plexus.

– *Le parasympathique sacré,* lui, s'étend à une partie des organes de la région pelvienne (vessie, rectum, anus, organes génitaux). Il réalise une connexion entre le système neurovégétatif et le système cérébro-spinal.

Les réflexes mécaniques de l'appareil neurovégétatif échappent normalement au contrôle de la volonté, mais on peut constater que le système cérébro-spinal influence nos organes de la nutrition. Nos systèmes neurovégétatif et cérébro-spinal présentent donc des rapports fonctionnels communs, ils s'exercent dans les deux sens. L'observation le prouve : une émotion, un stress, par le relais de l'hypotalamus, peuvent déclencher des réactions en chaîne : malaise, douleurs, coliques, constipation... ou des comportements anarchiques : boulimie, grignotage, etc., pouvant conduire à la prise de poids. Vous allez immédiatement ressentir les effets de ma méthode de respiration. Elle va vous permettre, dès les premiers exercices, d'harmoniser votre système cérébro-spinal et votre système neurovégétatif en leur apportant la détente au niveau psychique et une meilleure oxygénation des glandes et des viscères. Cet équilibre va vous conduire vers la perte de poids.

BILAN 1

Bilan de la première semaine

J'ai délibérément fixé le premier temps à une semaine. Cette période, je vous demande de la respecter. C'est la durée minimale pour intégrer l'apprentissage de ma méthode de respiration (clé n° 1) et prendre conscience de vos comportements alimentaires (clé n° 2).

Si vous ne vous sentez pas encore prêt à aborder la phase suivante, finissez la lecture du bilan, achetez le petit carnet, et prolongez cette étape d'une semaine ou plus.

Chaque fois qu'un bouleversement se produit dans nos habitudes quotidiennes (naissance, mariage, séparation, décès, changement de travail, chômage, déménagement...), nous subissons une rupture, même si nous n'en avons pas toujours conscience.

Cette rupture résulte du passage d'un état antérieur physiquement et psychiquement intégré, plus ou moins bien accepté, à de nouvelles données d'existence remettant en cause un équilibre personnel, et de l'effort d'adaptation que cela nécessite.

Les changements que je vais provoquer dans votre mode de vie, dans votre façon habituelle d'appréhender les difficultés, les stress, les émotions, je les voudrais bénéfiques, gratifiants pour votre physique et votre mental.

Je voudrais vous aider à passer naturellement, et dans la bonne humeur, d'un état dans lequel vous vous sentez mal, avec des kilos excédentaires, à un état de bien-être avec l'objectif que vous vous êtes fixé : MAIGRIR DURABLEMENT.

Après une semaine, vous devez déjà avoir « dégonflé » et, pour la plupart d'entre vous, perdu un kilo à un kilo et demi, voire deux kilos.

Attention au « gueuleton » du week-end qui vous ferait perdre le bénéfice du « décrassage ». Déjeunez ou dînez en famille ou entre copains, dans la bonne humeur, mais n'alourdissez pas vos repas, ne vous resservez pas et limitez la consommation d'alcool à un ou deux verres de vin, en évitant apéritifs et digestifs alcoolisés, mais aussi les jus de fruits ou de légumes. Prenez un dessert léger (pas de fromage).

Devenez votre propre diététicien

LE PETIT CARNET

Procurez-vous un petit carnet d'écolier que vous conserverez avec vous dans la poche de votre veste ou dans votre sac à main. Vous y noterez attentivement, tout au long de votre perte de poids et jusqu'à la stabilisation à votre poids de forme, toutes les informations que vous donne votre corps et tout ce que vous ressentez psychologiquement jour après jour, du réveil au coucher, en bien ou en mal.

Toutes ces informations, si elles sont positives,

seront des encouragements à continuer. Si elles sont négatives, elles vous permettront de comprendre vos erreurs et de vous remettre en question.

Vous inscrirez votre poids. Je vous conseille de vous peser une fois par semaine, en milieu de semaine (mercredi ou jeudi), le matin à jeun et toujours sur la même balance. Il est courant que le poids varie dans la journée de un ou deux kilos en cas de stress ou d'angoisse – ou après un bon repas. Ne vous inquiétez pas, vous perdrez ce surpoids en vingt-quatre heures.

De même, il est normal qu'en hiver votre corps mette en réserve deux kilos, qui constituent une défense contre le froid.

Il faut savoir que l'homme et la femme, après quarante ans, prennent naturellement de deux à cinq kilos, surpoids qu'il ne faut pas chercher à faire disparaître.

Vous noterez votre tour de taille, tour de hanches, de cuisses, que vous mesurerez avec un mètre souple de couturière.

Collez des photos de vous avant et pendant.

Vous noterez toutes les informations se rapportant à mes deux premières clés.

■ *Première clé : la respiration-détente*

Notez vos difficultés à pratiquer la respiration (ou le contraire) :

– Parvenez-vous à inspirer pendant cinq secondes ?

– Parvenez-vous à expirer pendant sept secondes ?

– Parvenez-vous à pratiquer ma méthode toutes les heures ?

Notez votre progression au cours de la semaine :
– Êtes-vous bien détendu ? Épaules et nuque souples. Poitrine bien dégagée.

Notez vos réactions physiques à ma méthode de respiration :
– Éprouvez-vous des désagréments ? Lesquels ?
– Vous sentez-vous mieux le matin, au lever ?
– Pendant la journée ?
– Dormez-vous mieux ?

Notez vos réactions psychologiques :
– Vous sentez-vous moins nerveux, anxieux ?
– Arrivez-vous à mieux dominer vos émotions, votre stress, votre timidité ?

■ *Deuxième clé : la prise alimentaire*

Notez l'heure et le lieu de vos repas :
– Était-ce chez vous ou à l'extérieur ?
– L'endroit était-il calme ou bruyant ?
– Avez-vous mangé entre les repas ou non ?

Notez dans quelles conditions vous avez mangé :
– Étiez-vous calme ou stressé ?
– Avez-vous mangé vite ou lentement ?
– Avez-vous mangé avec ou sans faim ?
– Avez-vous mangé avec ou sans plaisir ?

Notez vos réactions en sortant de table :
– Vous sentiez-vous détendu ou irritable ?
– Vous sentiez-vous léger ou aviez-vous des difficultés à digérer : barre au niveau de l'estomac, aigreurs, ballonnements ?

TROISIÈME CLÉ

—

COMPRENDRE CE QUE VOUS MANGEZ

- Pas de régime valable pour tous
- L'acidité, une réaction en chaîne
- Nos alliés contre les acides : les alcalins
- Calculer son PH urinaire
- L'équilibre acides-alcalins
  - Les aliments alcalins
  - Les aliments acides
  - Les aliments de remplacement
- Le schéma de l'appareil digestif
- La digestion : règles d'or et dangers
- Le cholestérol
- Arrêter de fumer sans grossir

TROISIÈME CLÉ

COMPRENDRE CE QUE VOUS MANGEZ

Je considère que vous êtes plus détendu que lorsque vous avez ouvert ce livre. Mes exercices d'inspiration-expiration, si vous les répétez toutes les heures et en cas de stress exceptionnel, vous ont conduit à cet état de détente physique et psychique auquel j'attache une grande importance. Maintenant que votre organisme est très bien oxygéné, vous êtes devenu une copie plus consciente, plus calme, plus heureuse, de vous-même.

Dans le même temps, vous avez changé quelques-unes de vos habitudes alimentaires : vous vous mettez à table dans de meilleures dispositions – la détente, toujours –, à heures fixes, vous mangez plus lentement, vous êtes moins pressé ou anxieux de finir vite. Vous avez fait, au bout d'une semaine, le test de la balance. Presque certainement en utilisant les deux premières clés de ma méthode, vous avez perdu de un à deux kilos (il peut y avoir des exceptions, sur lesquelles je reviendrai). Ce n'est qu'un début. Vous mangez de façon différente. Il est temps de nous pencher sur ce que vous mangez : c'est ma troisième clé.

Vous allez sans effort, sans vous priver de ce que vous aimez, sans vous plier à la discipline d'un régime stressant, découvrir un nouvel équilibre alimentaire. Je suis, je l'ai déjà dit, opposé à tous ces régimes qui font maigrir, mais qui affaiblissent l'organisme, accroissent la fatigue, ébranlent les nerfs, et qui toujours se soldent par une puissante reprise de poids quand on décide de les interrompre. J'ai affronté très souvent ce problème dans mon cabinet de thérapeute et je suis en mesure de vous affirmer qu'il est très difficile de faire remaigrir des femmes et des hommes qui ont pris du poids après avoir arrêté un régime. Le plus souvent, leur organisme est affaibli et ils souffrent de troubles fonctionnels. Ceux qui inventent et préconisent ces régimes médiatisés devraient y penser !

Je vais donc simplement vous demander de comprendre ce qui se passe à l'intérieur de votre corps quand vous mangez. Et quand vous prenez du poids.

Pas de régime valable pour tous

Nous sommes inégaux devant la prise de poids. La même nourriture, absorbée dans les mêmes quantités, fera grossir certains alors que d'autres ne prendront pas un gramme. C'est injuste, mais c'est comme ça. Et cela s'explique facilement. Chacun digère à sa façon. Les processus d'assimilation-élimination sont complexes, font appel à de nombreuses réactions chimiques, mettent en jeu des sucs, des enzymes, des pepsines, des hormones, etc., sécrétés par l'estomac, le foie, le pancréas, les intestins. Les biologistes n'ont pas encore éclairci tous les mystères de la chimie digestive, mais ils savent que chacun réagit à sa façon. C'est la cause de l'échec de la plupart des régimes. Et c'est pourquoi, presque toujours, on a tort d'accuser tel aliment ou telle habitude alimentaire.

Il y a pourtant une cause commune à toutes les prises de poids : la nervosité, l'anxiété, le stress, créés par la vie moderne. Le manque de détente. Et je vais vous le prouver.

Notre système digestif est une machine merveilleuse, plus complexe, plus sensible, plus perfectionnée que n'importe quel ordinateur. Il se met en action quand un aliment, solide ou liquide, pénètre dans la bouche (la digestion commence en vérité avant, car notre cerveau prépare la phase initiale en interprétant les odeurs, les couleurs, en éveillant des souvenirs générateurs de désir, d'appétit). La machine continue en transformant les aliments en substances utilisables par l'organisme. Ces apports sont indispensables à la vie.

Cette chimie extraordinairement complexe, essentielle à notre survie, a un support très important : les acides. Ils jouent un rôle primordial dans la digestion. Ils proviennent de nos aliments, et des liquides que nous absorbons. Mais aussi des glandes qui jouent un rôle important dans les différentes phases de la digestion : le foie (avec sa bile), le pancréas (avec l'insuline), les glandes de l'estomac, de la paroi du tube digestif.

Essayons de comprendre mieux le rôle des acides dans la digestion.

L'acidité, une réaction en chaîne

À chaque stade du processus compliqué de la transformation des aliments, des enzymes différentes interviennent. Pour jouer leur rôle, ces enzymes ont besoin d'un milieu au PH (rapport entre acides et alcalins) bien défini. Notons que les vitamines et les oligo-éléments que nous absorbons dans les aliments agissent comme catalyseurs ou activateurs de ces enzymes.

La digestion est une longue chaîne, où chaque étape dépend de la précédente et prépare la suivante. Tout dysfonctionnement fragilise la chaîne dans son ensemble et peut même l'interrompre. Il est donc important qu'à chaque étape les fameuses enzymes trouvent le PH qui leur convient (faute de quoi, elles ne peuvent agir et ouvrent la porte aux troubles, crises, maladies – et à la prise de poids).

Revenons donc au PH, décor et condition de la bonne digestion. Il doit varier. Dans la bouche, il est alcalin avec la salive, premier suc digestif. Mais il peut déjà devenir acide – mauvais début – si nous mangeons tendus, stressés, dans un état de nervosité et si nous mangeons trop vite.

Au niveau de l'estomac, le PH devient normalement acide au contact des sucs digestifs, qui contiennent trois enzymes importantes : la lipase, qui transforme les graisses, la pepsine, qui transforme les protéines, et la présure, qui fait la caséine à partir du lait. Les enzymes ont un allié dans leur travail difficile : l'acide chlorhydrique fabriqué par l'estomac.

L'étape suivante, que je considère comme la plus importante dans le processus de la digestion, est le passage des aliments de l'estomac dans le duodénum, escale obligatoire avant d'entrer dans

le système intestinal. Ce passage s'effectue sous le contrôle du pylore.

Le pylore est la porte de sortie de l'estomac. C'est un muscle circulaire (ou sphincter). Il s'ouvre lorsque le bol alimentaire est bien broyé, bien traité dans l'estomac. Environ une heure et demie après l'ingestion, le pylore laisse passer, par petits paquets, le bol alimentaire, en surveillant son état chimique, sa quantité, sa consistance (plus liquide, il passe plus rapidement).

Le pylore est, en quelque sorte, à ce niveau, la douane de la digestion. Ce muscle incontournable, dont le rôle est capital, est un grand sensible. Il réagit immédiatement au stress, à la nervosité, à l'anxiété. Il est aussi très sensible aux excitants comme le thé, le café, les boissons à base de cola, à l'alcool, au tabac, aux boissons gazeuses, trop chaudes ou glacées. C'est également un muscle influençable. Il lui arrive de s'ouvrir à contretemps et de laisser des aliments insuffisamment broyés, trop acides, pénétrer dans le duodénum, où ils peuvent faire des ravages.

Car, dans le duodénum, le bol alimentaire, le chyme, va subir une transformation profonde. Il va perdre son acidité, s'alcaliniser, grâce à la bile déversée goutte à goutte par la vésicule biliaire à travers le canal cholédoque, et aux sucs pancréatiques, issus du pancréas. Cette alcalinisation du chyme est essentielle. Si, pour une raison quelconque – mauvais fonctionnement du pylore, trop faible apport de bile, dysfonctionnement du pancréas ou, sur un autre plan, forte émotion, stress, crise d'anxiété, etc. –, le bol alimentaire arrive trop acide dans le duodénum, alors, c'est tout le processus qui se dérègle. On observe un ralentissement de la transformation, une stagnation anormale du chyme dans le duodénum, puis dans les intestins une fermentation intempestive. C'est ce que je constate si souvent à la palpation. Ces troubles abdominaux aux causes multiples vont être à l'origine de ballonnements, de colites, avec production de bactéries et de toxines. **C'est la porte ouverte aux allergies, aux troubles fonctionnels et aux maladies. Et, dans tous les cas de figure, aux kilos superflus.**

Nos alliés contre les acides : les alcalins

On les appelle aussi les bases. Dans la digestion, leur rôle est très important : ce sont les équilibrants des acides.

Ces substances alcalines proviennent de l'alimentation, et des sucs bilio-pancréatiques. Je vais vous demander de les surveiller particulièrement. Les alcalins sont indissociablement liés aux acides. De l'équilibre entre eux dépendent beaucoup de choses.

Par chance, nous avons les moyens de mesurer cet équilibre à l'intérieur de notre corps. Il est simple de connaître notre degré d'acidité et d'alcalinité. Il nous est donné par le fameux PH – le PH idéal se situant à 7 ou 7,4 (voir page 62).

Si vous êtes confronté à un problème d'excès de poids, je suis prêt à parier que votre test indiquera un taux d'acidité excessif (PH de 6, 5 ou même 4). Cette hyperacidité, vous l'avez bien compris, est à la source des désagréments dont vous souffrez (peut-être sans en avoir conscience) et de votre prise de poids. Les toxines s'accumulent dans le système digestif, au niveau des muqueuses intestinales, qu'elles enflamment. Une fermentation, qui n'est en général pas douloureuse, s'est installée dans votre ventre. Vous n'êtes pas vraiment alarmé. Pourtant, vous êtes en danger.

Pour rétablir l'équilibre ébranlé par l'excès d'acide, votre organisme va puiser dans ses réserves de minéraux alcalins. Conséquence : non seulement le système digestif est perturbé, mais aussi vos articulations, et vous êtes sous la menace ou déjà atteint de rhumatismes, d'arthrose, d'arthrite, de problèmes de dos. J'affirme, et mes amis médecins ne me contrediront pas, qu'un excès d'acidité est la cause majeure des rétractions musculaires qui brident et atrophient les articulations, donnant naissance aux rhumatismes. En rétablissant l'équilibre acides-alcalins, non seulement on retrouve la santé du ventre, on maigrit, mais aussi on stoppe l'inflammation des rhumatismes. À ce jour, le traitement des rhumatismes repose presque exclusivement sur les anti-inflammatoires, qui – paradoxe – augmentent encore le taux d'acidité ! C'est par le retour à la détente et à l'équilibre du PH qu'on devrait les soigner. Je ne compte plus le nombre de mes patients qui ont vu leurs douleurs rhumatismales chroniques disparaître lorsqu'ils ont supprimé de leur alimentation les aliments acides. Mais ce n'est pas tout. L'excès d'acidité peut être tenu pour responsable d'une série de troubles et de malaises, comme la « spasmophilie », les crampes, le dessèchement de la peau. On peut lui attribuer des fatigues incompréhensibles, et, aboutissement de ces troubles, l'apparition d'un sentiment de découragement, voire de dépression.

Il y a peu de temps, j'ai reçu dans mon cabinet une jeune femme médecin rhumatologue. Elle souffrait d'un excès de poids et de douleurs aux articulations. Je découvris un PH trop acide et une forte fermentation intestinale. Je lui conseillai d'abord d'oublier ses médicaments. Et en un mois, je réussis à baisser son taux d'acidité, essentiellement grâce aux exercices de respiration-détente, et en modifiant légèrement ses habitudes alimentaires : au petit déjeuner, elle supprima café et jus de fruits. Ses douleurs articulaires disparurent – et elle perdit six kilos. Récemment, elle m'a dit : « Nous autres médecins, nous sommes trop spécialisés ; nous avons fini par oublier les choses les plus élémentaires. »

Ces propos m'ont ramené à mon enfance. Peut-être est-ce parce que j'ai été élevé à la campagne que je ressens profondément l'importance d'avoir un bon équilibre acides-alcalins. La terre nous instruit : un champ trop acide est impropre à la culture, quels que soient les engrais qu'on y ajoute ! De même, un organisme trop acide ne profite pas des vitamines, qui iront engorger le foie et les voies hépato-biliaires, créant une fatigue physique et psychologique supplémentaire.

Il est important de connaître son PH et de prendre les mesures nécessaires pour retrouver l'équilibre acides-alcalins.

Calculer son PH urinaire

Le PH peut se mesurer, en laboratoire, dans le sang ou la salive, mais le plus simple est de le mesurer vous-même, dans vos urines. Achetez chez le pharmacien un test urinaire, il est en général suffisant.

En déposant une goutte d'urine sur une petite surface sensible de papier, on obtient une coloration que l'on compare à une grille de couleurs. On connaît aussitôt le niveau de son PH. Chaque couleur correspond à un numéro. Zéro représente l'acidité absolue, 14 le maximum d'alcalinité. Le PH idéal est 7, ou 7,4, c'est-à-dire avec une très légère tendance vers l'alcalinité.

Le meilleur moment pour pratiquer le test est le matin à jeun, car il faut savoir que le PH se modifie constamment, mais légèrement, dans une direction ou l'autre. Ces variations ne sont pas graves pour la santé. En revanche, un déséquilibre chronique d'un côté ou de l'autre annonce des maladies dites de surcharge, comme le diabète, l'excès de cholestérol, la déminéralisation, une prise de poids anormale, l'obésité.

Faites le test. Inscrivez le résultat dans votre petit carnet ou à l'intérieur du tableau suivant.

Date	Matin	Midi	Soir	Appréciations
/ /	PH =			Gueuleton la veille.
/ /		PH =		J'ai sauté le petit déjeuner. Matinée stressante.
/ /			PH =	Contrariétés, mais j'ai fait du sport.
/ /	PH =			Je me suis couché tôt. Bon somrneil.

Je vous propose une petite expérience, qui va confirmer les effets de « ma » respiration. Faites un test de PH urinaire. Laissez passer trois heures, en pratiquant trois fois la respiration-détente. Faites un autre test. Je suis sûr que le résultat vous étonnera.

L'équilibre acides-alcalins

Vous avez maintenant une idée différente, peut-être plus précise, des processus digestifs, du rôle – et des risques – de l'acidité, et vous avez pris conscience de l'importance de l'équilibre acides-alcalins (le PH).

Mes deux premières clés, « Armez-vous contre le stress » et « Modifiez vos comportements », vous permettent d'intervenir sur les phénomènes d'acidité. Vous allez disposer, en plus, de l'arme alimentaire : les tableaux qui suivent vous renseignent sur l'acidité ou l'alcalinité des aliments. En neutralisant par votre choix les effets acidifiants de certains aliments pour vous rapprocher de l'équilibre acides-alcalins, vous allez retrouver les conditions d'une bonne assimilation-élimination, voie royale vers la perte de poids.

TABLEAU N° 1

LES ALIMENTS ALCALINS OU AUX VERTUS ALCALINISANTES

– *Les légumes :* pomme de terre, maïs, chou, carotte, betterave... Les légumes verts, crus ou cuits : haricots verts, salade, épinards et toutes les herbes : persil, coriandre, ciboulette, basilic, estragon...
– *Les fruits :* banane, melon, châtaigne, amande, pruneaux, raisins secs...

Vous allez choisir en priorité, dans ce tableau, vos aliments préférés.

TABLEAU N° 2

LES ALIMENTS ACIDES OU ACIDIFIANTS

– *Les produits laitiers :* lait, yaourt, fromage blanc, les fromages fermentés.
– *Les fruits rouges :* fraise, framboise, cassis, groseille, myrtille, cerise.
– *Les agrumes :* orange, mandarine, pamplemousse, citron.
– *Tous les fruits verts* (insuffisamment mûrs) : raisin, abricot, prune, litchi, mangue, pomme.
– *Les légumes :* cresson, oseille, choucroute, tomate, rhubarbe.
– *Tous les jus de fruits ou jus de légumes*
– *Les boissons à base de cola*
– *Les boissons sucrées : sirops, limonades...*
– *Les vins acides, la bière, le cidre*
– *Toutes les confitures (même maison)*
– *Le miel*
– *Les excitants :* le café, le thé.
– *Le vinaigre*

Dans ce tableau figurent certainement des aliments auxquels vous êtes habitué et dont vous aurez du mal à vous séparer. Dans un premier temps, les supprimer serait trop difficile : cela ressemblerait à un régime agressif, créateur de stress. C'est à l'opposé de ma méthode. Vous allez donc simplement diminuer la consommation des aliments de ce tableau n° 2 (vous les apprécierez d'autant plus).

Dans un deuxième temps, vous espacerez la consommation de ces aliments. Vous le ferez d'autant plus facilement que votre organisme n'en aura plus besoin.

Le tableau n° 3 va vous permettre de rétablir l'équilibre de votre PH en orientant votre alimentation dans la direction alcaline favorable à votre amaigrissement.

Pour éviter l'excès d'acidité à un ou à plusieurs repas, pour vos menus à la maison, au restaurant, au self ou à la cantine, essayez, sans forcer votre goût, de choisir de préférence l'équivalent dans la colonne de droite : aliments de remplacement.

TABLEAU N° 3

Aliments acidifiants	Aliments de remplacement
Café, café au lait Thé, thé citron, thé au lait Les infusions laxatives Chocolat au lait	Boisson à base de chicorée Boisson aux céréales Infusions de tilleul, camomille, verveine
Jus de fruits, de légumes	Eau
Alcools, apéritifs, digestifs Vins acides	Vins de bonne qualité (1 ou 2 verres)
Confitures (même maison) Bonbons Miel Sucre blanc raffiné	Sucre complet
Céréales, biscuits, pâtisseries noix, noisettes	Pain complet, les pâtes, le riz Amandes, dattes, figues
Huile d'arachide, huiles raffinées Graisses animales, saindoux	Huile végétale : tournesol, olive, germe de blé, première pression à froid Beurre
Œufs de batterie	Œufs de basse-cour (2 par semaine, en fonction de sa tolérance)
Produits laitiers, yaourt, fromage blanc Fromages fermentés (camembert, brie, roquefort...)	Fromages de chèvre Fromages à pâte dure (comté, beaufort...)
Haricots blancs, fèves, soja, lentilles Tomates, cresson Oseille	Châtaigne Pomme de terre, maïs Légumes verts crus ou cuits : salade, haricots verts, herbes aromatiques, fenouil, céleri, courgette, betterave, carotte, chou rouge ou vert, radis
Charcuteries Viandes grasses, abats, gibier Poissons à l'huile (sardine, morue, thon)	Volailles élevées en plein air Poissons maigres : sole, colin Viandes blanches : veau
Fruits rouges : fraises, framboises Fruits insuffisamment mûrs	Banane, melon, pêche
Vinaigre	Moutarde, condiments

Le schéma de l'appareil digestif

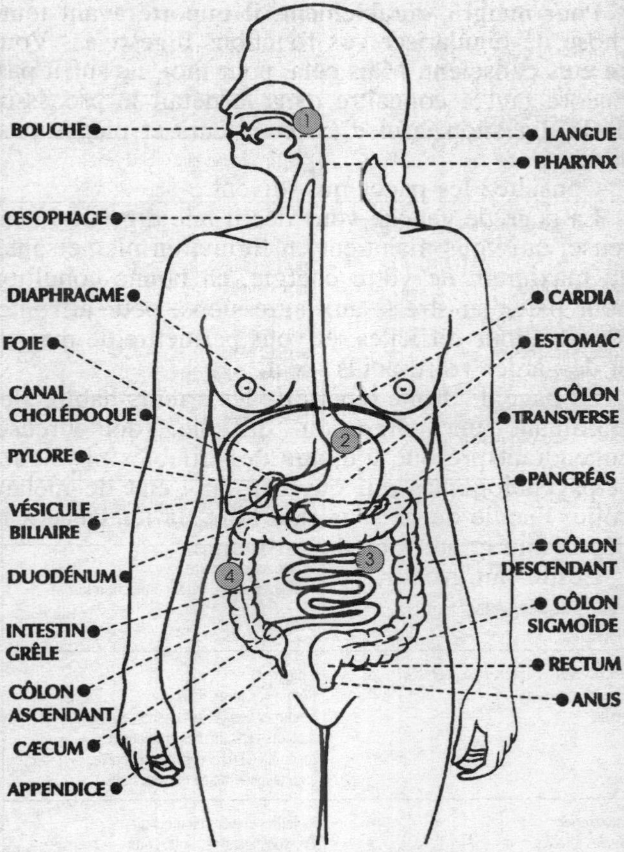

DURÉE MOYENNE DU TRANSIT

① *Quelques minutes* ② *4 heures* ③ *4 h 30* ④ *12 h*

La digestion : règles d'or et dangers

Pour maigrir durablement, il importe avant toute chose de régulariser vos fonctions digestives. Vous en êtes conscient. Mais cela, pour moi, ne suffit pas. Encore faut-il connaître dans le détail le processus de la digestion, afin d'éviter erreurs et pièges possibles.

Consultez les pages qui suivent...

La page de gauche vous décrit une digestion heureuse, qui vous maintient en forme, en pleine santé, au maximum de votre énergie, en bonne condition pour parer au stress, aux agressions, pour affronter les situations difficiles, et vous permettre de maigrir et de garder votre poids idéal.

La page de droite répertorie les erreurs habituelles entraînant une digestion difficile, douloureuse, engendrant presque toujours des troubles physiques et psychologiques qui ouvrent sur l'état de mélancolie, l'envie de ne plus rien faire, la tendance à la dépression et au refus de soi-même.

Et qui fait grossir.

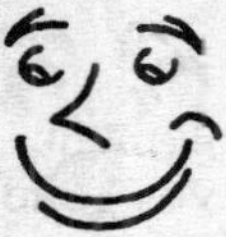

C'est bientôt l'heure du repas.

Notre cerveau, grand chef d'orchestre du système de commande de notre corps, met en éveil nos cinq sens grâce à des messages transmis par impulsions nerveuses.
Les bruits dans la cuisine, un accueil chaleureux, la bonne humeur, les bonnes odeurs, les aliments agréables à voir vont stimuler notre appétit et mettre en marche les glandes salivaires.

Le désir de manger se manifeste,
la faim se fait ressentir.
L'eau nous vient à la bouche (la salive).
La digestion commence, bien avant l'introduction du moindre aliment dans notre bouche.

Nous sommes tendus, nerveux, stressés, angoissés ou sous le coup d'une émotion.
Le matin, nous nous réveillons fatigués.
Dans la journée, nous avons sauté le petit déjeuner ou le déjeuner.
Après le petit déjeuner, le déjeuner ou le dîner, nous grignotons.
Notre bouche est sèche (elle ne produit pas de salive). Nous ressentons une gêne au niveau du pharynx (la gorge), ce qui augmente notre sentiment de malaise.
Nous buvons une boisson trop chaude ou une boisson glacée, café ou thé, jus de fruits, de légumes, alcool, boisson à base de cola... – trop rapidement et en grande quantité.
Le volume du liquide descend directement dans l'estomac.
S'il est vide, ce dernier se contracte du fait de la production de sucs gastriques qui s'y déversent et l'attaquent.
S'il est plein, l'acidité se mélange avec le bol alimentaire.
Nous fumons plusieurs cigarettes, ou nous mangeons dans une atmosphère enfumée ou bruyante.
Toutes ces causes seront à l'origine du dysfonctionnement de notre système neurovégétatif, perturbant tout le processus d'une bonne digestion.

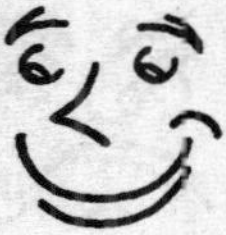

Nous nous asseyons à table, le dos droit, les jambes non croisées dans un lieu calme et agréable.

Nous pratiquons 5 fois la respiration-détente qui va stimuler nos plexus et préparer notre système neurovégétatif à une excellente digestion.

Nous introduisons les aliments dans notre bouche et percevons les goûts essentiels : salé, sucré, amer, acide... (avec la pression des lèvres et la langue qui effectue le mélange).

Si cet aliment est trop amer, trop acide ou chargé de toxines, nous avons le réflexe de le rejeter (comme un fruit de mer toxique).

La saveur est une sensation complète, mêlant le goût et l'odorat.
(Notre cerveau a mémorisé nos goûts en fonction de notre enfance, de notre vécu...)

Nous adaptons les aliments à nos goûts en ajoutant sel, poivre, condiments..., pour apprécier totalement et prendre plaisir à manger.

Nous nous asseyons dans une position inconfortable : siège trop bas, trop mou, sur le bord d'un tabouret, jambes croisées...

Ou nous sommes debout, serrés, à un bar ou bousculés pour libérer la place, pressés, angoissés.

Nous perdons le sens de l'odorat, le tabac amoindrit la capacité des cellules olfactives dans notre nez. Le bruit nous abrutit, la précipitation nous stresse...

Ces signaux perturbent notre système nerveux et bloquent les plexus du système neurovégétatif.

Nous ingurgitons les aliments sans discerner ce que nous mangeons machinalement, avec précipitation. Privés de nos capacités à apprécier un goût, une odeur, nous trouvons tout bien insipide.

Nous mangeons sans faim, sans appétit, par automatisme.

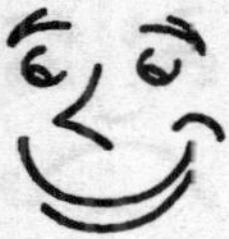

Nous mangeons lentement ; dans notre bouche, les aliments s'imprègnent de salive. Nous en produisons un litre par jour. Elle contient des sucs qui nous aident à digérer et aussi un désinfectant qui combat les bactéries de la bouche. C'est la première transformation chimique des aliments.

Les aliments sont mastiqués, broyés, déchirés par nos dents, qui agissent comme des outils de transformation. Ils sont malaxés avec la langue, pour former le bol alimentaire, dont la température se situe à 38 °C.

Par la déglutition, ce bol alimentaire franchit le pharynx pour descendre dans l'œsophage, bien lubrifié par des petits mouvements de contraction et de distorsion.

Nous apportons à notre corps toutes les conditions pour une excellente digestion.

Dès les premières bouchées, nous avalons tout rond.

La salive est mal ou insuffisamment sécrétée (notre bouche est sèche).

Et, si les dents sont en mauvais état, les dépôts de micro-organismes ou de bactéries à leur surface produiront des acides qui se mélangeront avec le bol alimentaire.

Les bouchées insuffisamment mâchées et imprégnées de salive sont trop volumineuses et ont du mal à franchir le pharynx. Les difficultés à déglutir provoqueront une sensation de malaise, d'étouffement, de boule dans la gorge. Si nous mangeons ou buvons froid, le bol alimentaire n'aura pas le temps de se réchauffer à 38 °C pour descendre dans l'estomac.
Si nous mangeons trop chaud, il n'aura pas le temps de réduire sa température.

Par toutes ces erreurs, nous demandons à notre corps un travail supplémentaire. Notre système digestif subira des dysfonctionnements au niveau des prochaines étapes de la digestion.

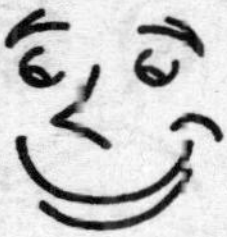

Nous mangeons détendus, le bol alimentaire franchit, dans de bonnes conditions, le muscle cardia à la base de l'œsophage (il agit comme une première valve, empêchant les sucs gastriques contenus dans l'estomac de remonter). Le bol alimentaire arrive dans l'estomac, où les sucs et les enzymes gastriques vont jouer parfaitement leur rôle pour le transformer.

Nous sommes énervés, contrariés, les sucs gastriques
vont remonter dans l'œsophage, provoquant
des aigreurs, une sensation de brûlure...

Dans l'estomac, le bol alimentaire va devoir subir
un malaxage important afin de fragmenter les
aliments et de les rendre solubles
avec les sucs gastriques,
qui contiennent de l'acide chlorhydrique
très puissant.

Ce travail supplémentaire entraîne fatigue physique
et psychologique, coup de pompe, maux de tête,
état de somnolence,
manque de concentration, crampes...

Si le bol alimentaire n'est composé que de liquides
ou s'il est trop liquide, l'acide chlorhydrique
attaquera les parois de l'estomac,
enflammant la muqueuse.

Si notre état de stress, de nervosité est quotidien,
la sécrétion des sucs gastriques sera d'autant plus
importante, et c'est à la longue la gastrite ou,
plus grave, l'ulcère de l'estomac.

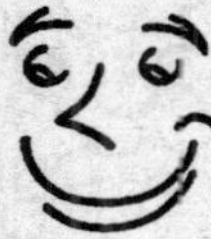

Nous mangeons doucement, notre cerveau recevra par impulsions nerveuses le message que l'estomac est plein et qu'il faut arrêter de manger. Et nous arrêtons instinctivement.

Énervement, précipitation, boulimie : nous ne prêtons pas attention à la dilatation de notre estomac trop plein. Nous éprouvons une barre à l'estomac, des ballonnements, des douleurs... Ce sont les signaux d'alarme de notre corps qui informent notre cerveau des difficultés digestives qu'il subit. Les douleurs sont dues aux contractions chargées de faire descendre le bol alimentaire vers le pylore pour passer dans l'intestin.

La digestion stomacale sera plus longue et fatiguera tout l'organisme.

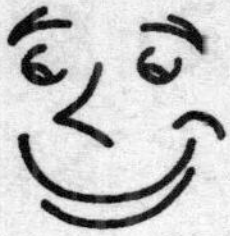

Nous sommes détendus, nous ressentons
une sensation de satiété, de bien-être,
et nous arrêtons de manger.

Le pylore, à la sortie de l'estomac, agit comme une seconde valve. Il se ferme comme une soupape de sécurité pour protéger l'intestin des sucs trop acides qui risquent de l'agresser.

Comme nous ne prenons pas en compte les alertes et les douleurs, pour sortir de cet inconfort et obliger le pylore à s'ouvrir, le cerveau nous envoie de mauvais conseils. – Mange encore pour calmer ton ventre (et l'acidité). Résultat : boulimie, ou grignotage, repas trop rapprochés comme si on avait peur d'arrêter de manger.

– Bois de l'alcool (car l'alcool agit comme un anesthésique et permet la vidange).

– Bois de l'eau, une boisson gazeuse ou glacée (pour alourdir le bol alimentaire et l'obliger à descendre).

– Fume une cigarette, un cigare (pour obliger le pylore à s'ouvrir).

– Mange un sorbet (c'est souvent la coutume de manger un sorbet entre deux plats lourds, pour les mêmes raisons).

– Utilise un médicament de confort : comprimés, poudres... (pour neutraliser l'acidité et diminuer les douleurs).

Parfois, et c'est le plus dangereux, notre corps ne nous envoie aucun signal d'alarme : il est saturé, nous n'avons pas faim, mais nous mangeons par nervosité, par automatisme, par compensation de tous nos stress, et notre organisme doit s'adapter à toutes les situations que nous lui imposons.

Il crée des modifications, des dysfonctionnements, et stocke des réserves.

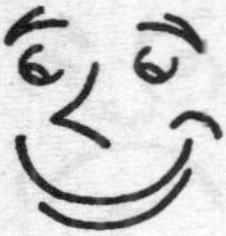

Le pylore s'ouvre environ une demi-heure après l'ingestion pour laisser passer, par petites quantités, le bol alimentaire – devenu chyme dans le duodénum – qui a reçu de la vésicule biliaire la bile fabriquée par le foie et les sucs pancréatiques en provenance du pancréas. La bile et les sucs pancréatiques neutralisent l'acidité du chyme, et la digestion se poursuit dans les meilleures conditions.

Le foie nous aide à éliminer grâce à ses fonctions multiples : il filtre, transforme, stocke le sucre dont notre corps et notre cerveau ont besoin pour un effort physique ou intellectuel, il fabrique des anticorps et aussi la bile.

La vésicule biliaire reçoit la bile indispensable pour digérer les graisses, éliminer les toxines et faciliter la digestion.

Le pancréas sécrète l'insuline, qui diminue le taux de glucose dans le sang, et le glucagon, une autre hormone dont l'action est opposée à celle de l'insuline, puisqu'elle augmente le taux de sucre dans le sang.
Le pancréas fournit en outre des enzymes digestives pour attaquer les sucres, les graisses, les protéines, et aider à bien digérer.

Le pylore s'ouvre pour vidanger l'estomac (il peut s'ouvrir aussi sous le coup d'une émotion, d'une contrariété, d'un stress).

Alors, le flux acide gastrique se déverse dans le duodénum : endroit clé de la prise ou de la perte de poids car situé au carrefour des aliments qui sortent de l'estomac et des sucs bilio-pancréatiques qui remontent de la vésicule biliaire et du pancréas pour neutraliser l'acidité.

– Le foie, fatigué, ne joue plus son rôle de filtre si les produits toxiques s'accumulent. C'est l'insuffisance hépatique et l'augmentation du taux de cholestérol.

– La vésicule biliaire, trop sollicitée, devient paresseuse ou atone et ne remplit plus son rôle de vidange. Ou bien elle se contracte et déverse la bile en trop grande quantité (chasse biliaire).

– Le pancréas déverse trop ou pas assez de sucs pancréatiques. L'insuffisance pancréatique est la cause du diabète (trop de sucre dans le sang).

Plus on s'énerve, plus on accentue ces malaises : nausées, migraines, fatigue, maux de tête, alternance de diarrhée et de constipation...

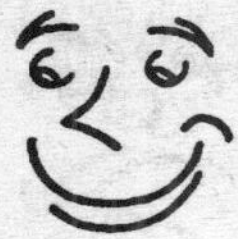

À ce stade, notre digestion s'accomplit dans les meilleures conditions possibles. Nous sommes en mesure de comprendre qu'un ventre en parfait état de marche détermine aussitôt un bon état du système neurovégétatif. Nous observons l'effet positif sur notre comportement et sur notre état d'esprit : nous sommes de bonne humeur, nous avons envie d'entreprendre et nous nous sentons bien.

Ce n'est qu'un début sur le chemin de l'amaigrissement.

Mais le pylore peut aussi se bloquer fermé.
Et là, c'est le risque de refoulement. Dans le cerveau, un « centre vomitif » reçoit le signal que l'équilibre de notre estomac est perturbé.
Les muscles abdominaux se contractent et font remonter le contenu de l'estomac dans l'œsophage, obligeant par réflexe l'expulsion par la bouche.
(Certaines femmes déclenchent ce réflexe en se faisant vomir pour libérer l'estomac plein et se permettre de manger à nouveau sans grossir. Cette pratique est catastrophique et le signe d'un grand déséquilibre physique et psychologique.)
L'inflammation de la muqueuse de l'estomac peut provoquer une remontée dans l'œsophage jusqu'à la bouche de sécrétions acides bilio-pancréatiques (renvois gastriques), entraînant :
– mauvaise haleine ;
– goût amer ;
– brûlures au niveau de l'œsophage ;
– aphtes ;
– mauvaises gencives, mauvaises dents ;
– allergies cutanées, allergies respiratoires ;
– affections rhino-pharyngées (gorge-nez).

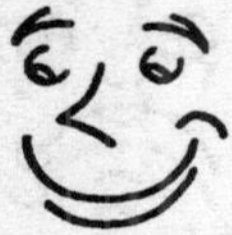

Les aliments avancent naturellement dans l'intestin grêle avec les sucs bilio-pancréatiques.

À travers toute la surface de la paroi des intestins, les vaisseaux sanguins viennent puiser les substances nobles de l'alimentation pour les distribuer, par le système circulatoire, dans tout l'organisme jusqu'à nos cellules.

Le côlon droit (côlon ascendant) a un rôle d'accélérateur pour limiter le ralentissement de la digestion et la stagnation du chyme dans le gros intestin. Les bactéries sont chargées d'éviter les infections. Par leur travail de destruction des toxines, elles travaillent dans la bonne direction.

Les aliments avancent avec difficulté dans l'intestin
avec trop ou pas assez de sucs bilio-pancréatiques
et dans un milieu trop acide.

Il peut se produire :
– des contractions douloureuses (coliques) ;
– une dilatation (ballonnements) ;
– un ralentissement de la digestion entraînant une
fermentation intestinale qui provoquera
une indigestion chronique. Chez la femme, cette
indigestion chronique congestionne les ovaires,
induisant des règles douloureuses, irrégulières
ou inexistantes ;
– une agression de la muqueuse intestinale avec
irritabilité, inflammation et, plus grave, fissures
dans lesquelles logera l'acidité ;
– une intoxication chronique avec alternance d'état
de constipation et de diarrhée ;
– une multiplication des bactéries et
un développement de la flore microbienne,
provoquant une putréfaction intestinale
par la fermentation
des matières fécales (gaz) ;
– une mauvaise élimination des toxines, qui
provoquera la rétention d'eau et l'infiltration du tissu
conjonctif sur tout le corps – cellulite, jambes
lourdes, culotte de cheval...

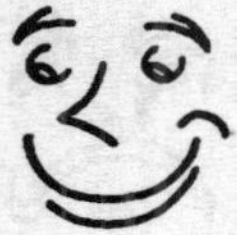

Dans l'intestin, nous fabriquons les matières fécales avec les déchets de l'alimentation dont notre corps n'a pas besoin.

Par les reins, nous éliminons de l'eau, des déchets et une substance très toxique : l'urée. Les reins règlent la teneur en eau et en sel du sang.

Nous attendons au minimum trois heures, au mieux cinq heures, avant de nous remettre à table pour permettre à notre appareil digestif de se reposer.

Notre corps a bien adopté le rythme de notre horloge biologique. Nous ressentons la faim à l'heure habituelle du repas.

Nous buvons entre les repas pour assurer une bonne hydratation de notre corps, toujours à petites gorgées, un liquide – de l'eau de préférence – à température ambiante.

Les résidus sont finalement évacués après plusieurs
jours ou plusieurs semaines ! Et c'est l'état
de constipation pouvant devenir chronique.
Les reins ont un surcroît de travail pour éliminer.
Le test du PH urinaire nous renseigne
sur notre état d'acidité.
Les propriétés nobles de l'alimentation issues
des protides, des glucides et des lipides,
les vitamines, les sels minéraux et les oligo-éléments
seront mal assimilés par l'organisme et vous
souffrirez de carences.

À peine le repas terminé, nous grignotons sans faim.
Des aliments neufs atterrissent dans l'estomac, ils
rejoignent le bol alimentaire, qui n'est pas au même
stade de transformation. Il se produit une
perturbation de la digestion, qui devient plus lente,
encore plus difficile ou même impossible.
Les mélanges stagnent à tous les niveaux : estomac,
intestin... Des inconvénients douloureux ou
des adaptations dangereuses pour nos organes,
glandes et systèmes vont se mettre en place :
lourdeurs, ballonnements, malaises, nausées,
somnolence, fatigue physique et psychologique,
stockage des graisses, cellulite
et *prise de poids assurée.*

Le cholestérol

Le cholestérol est une substance grasse produite par le foie, essentielle à la composition des parois cellulaires et présente dans tout l'organisme. Le cholestérol circule dans le sang, et c'est l'élévation anormale de son taux qui accroît le risque de maladies cardio-vasculaires, car il ne peut être dissous par le sérum sanguin (dépôts).

Le cholestérol ne provient que pour 15 % de l'alimentation, plus précisément des protéines animales : produits laitiers, œufs, viandes...

Je pense, contrairement aux idées reçues, que l'excès de mauvais cholestérol prend sa source pour 85 % dans le stress, l'angoisse, la précipitation à table. Je peux le prouver : parmi les patients que j'ai soignés pour troubles fonctionnels, le taux de cholestérol variait de 3,60 à 4,20 (taux normal : 2,20 à 2,60). En deux mois, avec ma méthode de respiration et de prise alimentaire lente, et, après que j'ai rééquilibré la fonction du foie et la production des sucs bilio-pancréatiques, le taux de cholestérol est redescendu à la normale, à la grande surprise du médecin traitant !

Une victoire de plus de ma méthode.

Arrêter de fumer sans grossir

Je ne surprendrai personne en signalant les méfaits du tabac. Pour la plupart des fumeurs, le risque majeur concerne les appareils respiratoire et cardio-vasculaire. Mais le risque du tabac, c'est beaucoup moins connu, s'étend aussi aux processus de la digestion, car il perturbe le système neurovégétatif.

D'abord, la fumée affecte notre sensibilité gustative en insensibilisant les papilles situées sur la langue. Cette neutralisation du goût diminue l'appétit, et détériore notre comportement alimentaire. Ensuite, le tabac détruit presque totalement la vitamine C des aliments et 50 % des autres vitamines. Aucune vitamine de synthèse, aucun

« cocktail » artificiel ne peut remplacer une telle perte, qui se traduit inévitablement par des carences dramatiques, avec pour effet secondaire un déséquilibre du système nerveux, un surmenage, une surstimulation, qui provoquent nervosité, irritabilité, agressivité, sautes d'humeur et fatigue générale.

Fumer une cigarette avant de se mettre à table ou pendant le repas entraîne un spasme du pylore, qui s'ouvre, laissant passer dans le duodénum, qui n'est pas préparé, un flux acide provenant de l'estomac.

La cigarette joue alors le rôle de vidange de l'estomac, déréglant tout le processus d'une bonne assimilation-élimination.

Si vous êtes un fumeur invétéré, essayez d'éviter de fumer à table : non content de vous empoisonner, vous empoisonnez les autres, et surtout les enfants, qui respirent eux aussi la fumée de vos cigarettes !

Attendez cinq à dix minutes après la fin du repas pour allumer une cigarette afin de l'apprécier avec plaisir sans culpabiliser. La solution la moins désastreuse est de fumer en dehors des repas, les sécrétions acides sont alors beaucoup mieux supportées par l'estomac.

N'avalez pas la fumée : vous limiterez les risques.

Comment arrêter de fumer sans grossir

80 % de mes patients fumeurs qui ont suivi ma méthode se sont arrêtés d'eux-mêmes après quelques semaines. Sans ressentir de manque. Et ils ont maigri.

Une minorité a pris du poids. Il était clair que ces patients-là se mettaient à manger immodérément, pour combler un vide : celui de la cigarette. Il est exact que la nicotine coupe la faim. Si on cesse de l'absorber, la sensation de faim se fait plus fréquente, plus pressante. On mange plus. On mange trop.

C'est facile à comprendre : le fumeur manque de

vitamines, de sels minéraux, d'oligo-éléments ; son organisme est déminéralisé et acidifié. Ses systèmes sont fatigués, comme la plupart de ses glandes. Quand il arrête, les systèmes et les glandes retrouvent peu à peu leurs fonctions et les cellules en état de manque depuis longtemps veulent constituer des réserves, des stocks. C'est cette nouvelle organisation qui fait grossir.

– Pratiquez toutes les heures ma méthode de respiration pour créer une hyperventilation. En retrouvant une meilleure oxygénation de vos poumons nettoyés, un dégoût et une irritation pour la cigarette vont se produire. Ainsi vous espacerez votre consommation et vous arrêterez naturellement de fumer, ce qui équilibrera d'autant mieux votre système nerveux.

– Passez à table détendu et mangez lentement pour que votre organisme ne fabrique pas de surplus d'acidité.

– Mangez à des heures régulières pour éviter le grignotage et la boulimie.

– Diminuez et espacez la consommation des aliments acides, en particulier le café, souvent associé à la cigarette.

– Pratiquez une activité sportive d'endurance (marche, vélo, natation), qui non seulement vous aidera à brûler calories et toxines, tout en fortifiant votre cœur, mais aussi vous apportera une grande détente psychologique, indispensable pour arrêter de fumer.

En suivant ma méthode, vous allez arrêter de fumer sans frustration, naturellement. Et surtout sans grossir.

QUATRIÈME CLÉ

—

BIEN MANGER POUR MAIGRIR

- Les aliments pour maigrir
- Un réveil en douceur
- Une révolution dans votre petit déjeuner
- Le petit déjeuner-starter de l'amaigrissement
- Pour les éternels retardataires
- Pour les sportifs et les travailleurs de force
- La spirale du sucré : elle fait grossir à tout âge
- Café ou thé : les faux amis du matin
- Jus de fruits ou jus de légumes
- La collation de 10 heures ou de 16 h 30
- Le déjeuner
- Le dîner
- Bien dormir pour maigrir
- Mon exercice de relaxation-détente-bien-être

QUATRIÈME CLÉ

BIEN MANGER POUR MAIGRIR

Les aliments pour maigrir

Vous ne mangez plus de la même façon. Grâce à ma méthode de respiration-détente, vous arrivez à table plus décontracté, toujours à la même heure, vous prenez votre temps. Vous êtes conscient de ce qui se passe en vous quand vous mangez, vous connaissez les aliments qui vous sont bénéfiques et ceux qu'il convient, si possible, d'éviter ; vous savez l'importance de maintenir l'équilibre acides-alcalins. Vous avez observé les premières retombées positives de ce nouveau comportement : votre système neurovégétatif est en train de retrouver son équilibre, votre assimilation-élimination s'améliore, vous vous sentez mieux, plus libre, moins fatigué, vous avez « dégonflé » et, déjà, perdu du poids. C'est l'effet de mes trois premières clés.

Mais ce n'est qu'un début.

Je vais maintenant vous donner les moyens de prolonger ces effets positifs, de les rendre plus spectaculaires, afin d'arriver à une perte de poids plus importante. **Ma quatrième clé de l'amaigrissement est consacrée à vos repas.**

J'ai déjà dit ce que je pensais des régimes alimentaires. La plupart d'entre eux permettent de perdre du poids. Mais, dans tous les cas, on reprend les kilos envolés – avec souvent quelques kilos de plus – quand on les interrompt. Pourquoi ? Parce que ces régimes provoquent des carences et des troubles tenaces souvent longs à corriger, tous sont trop directifs, substituent une règle à la volonté défaillante et génèrent des stress. Aucun ne prévoit de réadaptation progressive à une alimentation normale.

Or, notre corps a besoin quotidiennement de chacun des aliments suivants : les protéines, les glucides, les lipides, les vitamines, les sels minéraux, les oligo-éléments, les fibres et l'eau. Il ne peut s'en passer.

Les protéines ou protides

Ce sont de grosses molécules formées d'un enchaînement d'acides aminés. Les protéines sont indispensables à la formation, au développement et au renouvellement de tous les tissus du corps. Elles sont donc d'une importance vitale, d'autant qu'elles ne sont pas stockées par l'organisme.

Elles peuvent être d'origine animale (œuf, viande, poisson, fromage, lait) ou végétale (céréales, légumes secs, graines...).

Substance même des tissus vivants, elles sont nécessaires à l'enfant pendant la croissance, et à l'adulte pour reconstituer ses cellules.

Pour maigrir, il faut consommer des protéines afin

de permettre à l'organisme de brûler les graisses en préservant la masse musculaire.

On estime qu'il en faut, en moyenne, 70 grammes par jour.

Les glucides

Ce sont les sucres, ou hydrates de carbone, composés d'oxygène, d'hydrogène et de carbone. Il y a deux sortes de sucres :

– Les sucres à assimilation rapide, constitués en gros par tous les aliments au goût sucré : sucres, patisseries, miel, confitures, fruits...

– Les sucres à assimilation lente, ou l'amidon des féculents et des céréales transformés en glucose par la digestion : pain, pâtes, riz, pommes de terre.

Les sucres fournissent de l'énergie aux muscles.

Ration moyenne quotidienne : 400 grammes.

Les lipides

Il s'agit des graisses, regroupant tous les corps gras, qu'ils soient d'origine animale ou végétale.

Les lipides d'origine animale viennent du beurre, des charcuteries, des viandes et des poissons gras.

Les lipides d'origine végétale se trouvent dans les huiles, la margarine, certains fruits frais ou secs...

La qualité alimentaire des graisses dépend de la nature des acides gras qui les composent : certains ne peuvent pas être synthétisés par l'organisme ; seule l'alimentation peut les fournir.

Les graisses peuvent être stockées par l'organisme comme une réserve d'énergie, car elles participent, avec les glucides, à l'effort musculaire, dont elles sont le « combustible ».

Ration moyenne : 80 à 100 grammes par jour.

Les vitamines

Elles n'existent plus dans l'organisme qu'à doses infinitésimales. Elles sont pourtant absolument nécessaires à son fonctionnement et, comme le corps est incapable de les « fabriquer » et même de les stocker, sauf pour deux d'entre elles (vitamines A et D), nous devons veiller à les lui apporter par l'alimentation. Toute carence en vitamines est responsable de troubles, et chaque vitamine a une action spécifique : c'est donc à cause des vitamines surtout que l'alimentation doit être variée.

Je déconseille formellement la prise « sauvage » de vitamines de synthèse. Cet autotraitement sans avis médical et sans analyse préalable peut avoir à la longue de graves conséquences et un effet opposé à celui recherché : congestion du foie entraînant une dysfonction de l'appareil neurovégétatif, et hyperacidité du terrain entraînant fatigue générale et prise de poids. Les vitamines de synthèse ne joueront jamais le rôle de catalyseur des « vraies » vitamines de la nature. En revanche, et bien qu'on en ait douté autrefois, on sait que la chaleur, donc la cuisson, ne détruit pas les vitamines (sauf la vitamine C), que les conserves et les surgelés les préservent en grande partie, et qu'il n'est pas difficile de les trouver dans les fruits, les légumes, les yaourts, les œufs, le lait...

Les sels minéraux et les oligo-éléments

Ce sont des métaux présents à doses infinitésimales, et parfois à l'état de traces, sans lesquels un grand nombre de réactions chimiques et enzymatiques ne pourraient avoir lieu. Fer, soufre, magnésium, cuivre, or, argent, calcium, phosphore, on les connaît bien aujourd'hui et l'on sait que, comme pour les vitamines, leur carence est source de troubles graves. Car, non seulement ils sont nécessaires pour que se fassent normalement les échanges et réactions métaboliques, mais ils sont indispensables, si j'ose dire, collectivement : chacun joue son rôle, mais certains ne peuvent agir que si un ou plusieurs autres sont également présents.

Tous sont fournis, une fois encore, par une alimentation variée comportant assez de viande, de laitages, de légumes et de fruits. **Il faut se méfier des suppléments chimiques absorbés sans prescription ni analyse médicales, qui peuvent provoquer des troubles en cas d'excès d'une substance ou de déséquilibre de l'une par rapport à l'autre.**

Les fibres

Les fibres alimentaires viennent des plantes. Elles jouent un rôle important pour notre santé, leurs qualités sont diverses comme sont différents leurs effets sur notre système digestif. Elles peuvent améliorer le transit intestinal et permettent de lutter contre la constipation. Mais elles peuvent aussi provoquer des flatulences ou des irritations de la muqueuse intestinale si elles sont consommées en trop grande quantité (le son par exemple). Les légumes et les fruits non traités sont, bien entendu, toujours préférables.

L'eau

L'eau est l'aliment le plus indispensable, et aussi le constituant principal du corps humain : nos tissus sont faits à 75 % d'eau.

Nous devons en absorber 2 à 2,5 litres par jour, soit en buvant, soit en mangeant puisque tous les aliments en contiennent. (Boire de 1 à 1,5 litre de liquide par jour suffit, sauf en cas d'effort particulier, voir pages 143-144.)

Je suis catégorique : vous ne devez en aucun cas éliminer l'une ou l'autre catégorie d'aliments, surtout si vous voulez maigrir. Il vous suffira de choisir, dans chaque catégorie, les aliments les moins acidifiants. Je l'ai promis et je le répète, **je vais vous faire maigrir sans contrainte, et sans changement important, stressant, de vos habitudes ; dans la détente, avec un sentiment de bien-être physique et psychologique.** C'est dans cet esprit que je vous propose ma quatrième clé.

Comme je l'ai déjà dit, il est très important de prendre ses repas à heures régulières. Quelles heures ? Notre vie est balisée, sauf exception, par trois repas quotidiens : le petit déjeuner, le déjeuner et le dîner. En cas d'effort particulier, physique ou intellectuel, si vous commencez à travailler très tôt ou simplement si vous en ressentez l'envie, rien ne vous empêche de rajouter une collation au milieu de la matinée, et une autre au milieu de l'après-midi. Rappelez-vous les récréations de votre enfance et les goûters qui les accompagnaient. Vous évitez ainsi le fameux « coup de pompe » (hypoglycémie) ou la fatigue de fin de journée. (Je vous explique plus loin comment composer ces collations en vous appuyant sur le tableau des aliments de remplacement, page 66.)

Un réveil en douceur

J'ai souvent entendu des patients me dire qu'ils ne prennent pas ou rarement de petit déjeuner parce qu'ils n'ont pas d'appétit au réveil, qu'ils se sentent mal, sans énergie ni entrain, avec une vague sensation de nausée, la bouche sèche et amère :

– La seule chose que je suis capable de faire, disent-ils, c'est d'aller à la cuisine, de boire un café noir, ou au lait, à la rigueur un jus de fruits ; ou d'allumer une cigarette.

À ces « mal réveillés », je réponds en général que leur cas est facile à améliorer, que je ne vais même pas leur demander de changer leurs habitudes. Qu'ils continuent à fumer leur première cigarette, à boire leur café... mais d'une façon différente.

Le petit déjeuner ne doit pas être le triste prolongement d'un mauvais réveil.

Il doit être appétissant, consistant. Il doit aussi être salé, et à base de sucres lents et de protéines. À cette condition, je vais faire d'un faux repas bâclé et pratiquement inutile le petit déjeuner-starter de l'amaigrissement.

D'abord, vous allez cesser de vous réveiller n'importe comment. Il faut absolument se réveiller en douceur. Vous êtes resté des heures en position allongée. Votre système circulatoire s'est ralenti. Il ne faut surtout pas sauter du lit au réveil, ce qui peut provoquer vertiges, étourdissements, accès de faiblesse.

– Évitez les réveils « en fanfare », utilisez une sonnerie douce. Pas de sursaut.

– Étirez-vous dans votre lit pour dérouiller vos membres et vos articulations. Ces étirements doux et progressifs vont stimuler le système circulatoire, réveiller le système neurovégétatif, préparant le fonctionnement de l'estomac, de la vésicule et du pancréas.

– Levez-vous en marquant une pause entre la position allongée et la position debout. Restez quelques secondes assis sur le bord du lit avant de vous redresser. Profitez-en pour faire le premier exercice de respiration profonde de la journée.

– Commencez par la salle de bains. Prenez l'habitude de vous nettoyer d'abord la bouche. Brossez-vous les dents et massez-vous les gencives avec le doigt afin de stimuler les glandes salivaires ; massez aussi les parois intérieures de la bouche, qui sont particulièrement innervées : ce massage va réveiller les centres nerveux et éveiller votre appétit. Ce nettoyage que je recommande est particulièrement important si vous avez mal dormi, si vous avez eu, la veille, un dîner copieux, bien arrosé, ou si vous avez pris un somnifère ou un calmant. Qui ne se souvient de réveils difficiles (la fameuse gueule de bois) avec la bouche pâteuse, la langue chargée, l'haleine mauvaise ? De plus, chez certaines personnes très stressées, ou dont l'appareil digestif est perturbé, les sécrétions acides gastriques sont plus importantes la nuit que le jour.

– Avant de passer à la cuisine ou à la salle à manger, prenez une douche tiède (une douche trop chaude, ou trop froide, bloque le système neurovégétatif, et un bain chaud vous donnera envie de vous recoucher). Faites ruisseler l'eau, en priorité sur la poitrine, le côté droit à cause du foie, le dos... Massez-vous le ventre dans le sens des aiguilles d'une montre, pendant vingt à trente secondes. Si vous en avez le courage, terminez par une douche froide sur les extrémités (un corps enrobé le supportera mieux qu'un corps maigre). Séchez-vous bien, et frictionnez-vous à mains nues, ou bien avec une serviette ou un gant de crin, afin d'accélérer la circulation sanguine.

Si vous pratiquez ma gymnastique (voir « Comment s'échauffer ? », page 145, « Les exercices abdominaux pour maigrir », page 168), c'est le moment. C'est aussi le moment d'aller courir, ou de marcher une demi-heure. Si vous devez conduire vos enfants à l'école, allez-y à jeun. Prenez mon petit déjeuner-starter au retour, dans le calme.

Sport ou non, vous êtes enfin réveillé, votre système neurovégétatif est prêt à fonctionner – et l'appétit apparaît.

Une révolution dans votre petit déjeuner

Cela vous paraît évident maintenant que vous avez lu ce qui précède, et c'est pour moi fondamental : vous allez changer vos habitudes au petit déjeuner et modifier vos préférences.

Vous ne commencerez plus jamais par du liquide (café, thé, lait, jus de fruits ou de légumes, chocolat) **ou du semi-liquide** (yaourt, yaourt allégé, fromage blanc, céréales dissoutes dans du lait, etc.).

Vous commencerez par du solide :
– pain complet ou de campagne,
– et une protéine : œuf, jambon, blanc de poulet, fromage...
Les protéines consommées le matin évitent l'attirance vers le sucré.

Quatre raisons pour commencer par du solide :

– Le solide, croqué au lieu d'être bu, rassasie.

– Le solide déclenche moins de sécrétions gastriques que le liquide.

– Le solide joue un rôle de filtre et d'éponge pour tous les liquides, ou semi-liquides, que vous avalez ensuite.

– Les liquides ou semi-liquides pris à jeun diluent trop vite le bol alimentaire, constituent une agression au niveau de l'estomac, ouvrent trop vite le pylore, accélèrent la descente des sucs digestifs dans le duodénum et l'intestin, perturbant la sécrétion des sucs bilio-pancréatiques. D'où fatigue, fermentation et prise de poids.

Vous éliminerez toutes les saveurs sucrées.

Cela va vous choquer, mais vous vous y ferez très vite, et d'autant plus facilement que les effets de cette suppression radicale sont évidents, spectaculaires : sensibles en quarante-huit heures.

– Écartez donc les aliments au goût sucré : viennoiseries, pâtisseries, céréales...

– Éliminez aussi les confitures, les fruits cuits, les compotes, même maison, le miel, les fruits, les jus de fruits, les jus de légumes (voir mon guide des aliments, page 226).

Le petit déjeuner-starter de l'amaigrissement sera donc :

– appétissant ;
– consistant ;
– sans saveur sucrée ;
– à base de glucides et de protéines.

Le petit déjeuner-starter de l'amaigrissement

Ce qu'il faut faire

– Pensez la veille avant de vous coucher à mettre le couvert à table : assiette, couteau, fourchette pour manger du solide ; tasse ou bol pour le liquide.

– Considérez le petit déjeuner comme un vrai repas, en vérité le starter de l'amaigrissement. Il doit fournir à l'organisme 25 % des apports énergétiques de la journée ou plus, suivant votre activité.

– Prenez le petit déjeuner vingt minutes à une demi-heure après le réveil, assis, même au café.

Ce qu'il faut savoir

– La combustion de l'amaigrissement commence le matin : votre système neurovégétatif doit avoir des aliments à brûler dès le réveil ; sinon il fonctionnera au ralenti pendant la journée, bloquant la bonne élimination des déchets et toxines, créant fatigue physique et psychologique.

– Le petit déjeuner vous permet de régler votre horloge biologique. De son équilibre dépend la régulation instinctive des autres prises alimentaires de la journée. C'est avec un petit déjeuner bien conçu, pris dans la détente, que se poursuit le processus d'amaigrissement.

Mon petit déjeuner-starter de l'amaigrissement a aussi des effets de guérison inattendus sur : les rhumatismes, les états de fatigue, de déprime, les rhinopharyngites, l'asthme, le psoriasis, les allergies, l'eczéma et, dans de nombreux cas, il a stoppé des poussées d'herpès. Je suis certain que ces guérisons sont directement liées à la baisse du taux d'acidité, facteur de putrescence intestinale et d'indigestion chronique, et à un meilleur état nerveux.

Ce qu'il ne faut pas faire

– Prendre le petit déjeuner au saut du lit : l'organisme n'est pas prêt.

– Prendre le petit déjeuner au lit dans une position plus ou moins confortable, penché en avant. Le muscle transverse, comprimé, ralentit la fonction de l'estomac et des sucs bilio-pancréatiques.

– Boire de l'eau à jeun, comme certains le préconisent. L'eau entraîne dans l'estomac les impuretés et les sécrétions acides gastriques de la bouche fabriquées pendant la nuit ; l'eau déclenche une hypersécrétion des sucs digestifs, sans rien à broyer dans l'estomac = prise de poids sans aliments.

Ce qu'il faut manger

► Le pain

Une ou deux tartines de pain, en alternant dans la semaine :

– pain complet,
– pain aux céréales,
– pain de campagne,
– pain de seigle.

Évitez de le faire griller, cela augmente son acidité. La partie calcinée est aussi nocive que le tabac, ouvre le pylore trop rapidement et augmente l'envie de consommer.

Variez les pains, car seule votre expérience d'une bonne digestion sans désagréments (ballonnements, constipation...) peut vous renseigner sur la nature du pain qui vous convient le mieux (les bons diététiciens et nutritionnistes seront de mon avis). Et, si vous ne trouvez pas « votre pain » dans la boulangerie la plus proche, changez de boulangerie.

Le pain est un élément de base de notre alimentation, c'est un sucre lent, comme les pâtes, le riz, la semoule. Contrairement à ce que l'on dit souvent, le pain ne fait pas grossir. Il est très digeste si on le mastique bien. La mie de pain blanc, le pain trop frais chaud et grillé, le pain de son sont néanmoins plus lourds à digérer. Je les déconseille. Je préfère le pain légèrement rassis, il apporte des glucides à digestion lente, mais aussi des protéines et des vitamines du groupe B.

Sur votre pain, mettez un peu de vrai beurre.
Évitez la margarine ou le beurre allégé (moins digestes).

Même pour ceux qui veulent perdre du poids, le beurre est indispensable à l'organisme. Il contient certains acides gras et la vitamine A précieuse pour le tonus de la peau et pour les yeux.

Vous digérerez sans problème une tartine beurrée, ce qui ne sera pas le cas avec une tartine de miel, de confiture ou de pâte à tartiner (voir dans mon guide des aliments, pages 245 et 246).

► **Les protéines**

Mangez une protéine différente chaque jour.

Un œuf de ferme à la coque, poché, brouillé, en omelette ou au plat, surtout pas d'œufs frits ni durs (très indigestes le matin, mais aussi dans la journée, car les sucs digestifs ont du mal à les attaquer).

Deux ou trois œufs par semaine n'augmenteront jamais votre taux de cholestérol, contrairement à certains avis. Vous pourrez ajouter à vos préparations des herbes aromatiques : ciboulette, persil... (voir tableau des herbes aromatiques, page 220).

ou Une viande blanche : blanc de poulet, de pintade, de dinde.

ou Une tranche de jambon maigre (évitez les jambons fumés, trop salés, et les charcuteries).
ou Une portion de poisson maigre (évitez les poissons fumés, trop salés, ou les poissons à l'huile).
ou Une portion de fromage à pâte cuite : beaufort, comté.
ou Une portion de fromage de chèvre sec. Évitez les fromages frais, gras ou fermentés : roquefort, brie, camembert... et tous les produits laitiers : lait, yaourt, fromage blanc..., même allégés (voir page 232).

Ce qu'il faut boire

Buvez ni trop chaud ni glacé, à petites gorgées, en petite quantité, et surtout après avoir mangé.

Une boisson à base de chicorée.
ou Une boisson à base de céréales.
ou Une infusion.

Évitez les infusions irritantes, amincissantes, laxatives, ou les mélanges sauvages. Choisissez systématiquement des infusions de fleurs ou de plantes calmantes : verveine, tilleul, camomille... ou, une à deux fois par semaine, mon cocktail : un tiers romarin, un tiers thym, un tiers sauge.

Si possible, ne sucrez pas, ou ne prenez pas plus d'un sucre.

Chaque plante a des propriétés spécifiques et, si on admet que bien utilisées elles sont un bon moyen d'hydratation et que souvent elles soignent, il faut aussi admettre que, prises dans de mauvaises conditions, elles peuvent provoquer l'effet inverse. On ne compte pas les irritations, diarrhées, brûlures, déminéralisations, gastrites... dues à une utilisation inconsidérée de plantes ou de fleurs sous prétexte que tel « auteur » célèbre en avait fait l'éloge.

Écartez le lait (voir page 232) et les produits laitiers (yaourts, fromages blancs...).

Évitez pendant toute la période d'amaigrissement les petits déjeuners à base de céréales et de laitages.

Écartez le café, le café au lait, le thé, thé au lait, thé citron (voir page 112).

Si vous ne pouvez pas vous passer de votre sacro-saint café ou thé, buvez une seule tasse nature (sans lait ni citron) à la fin de votre petit déjeuner. Mais, si possible, alternez en choisissant un jour sur deux une boisson conseillée.

Je suis sûr que, le jour sans thé ou sans café, vous sentirez une grande différence sur le plan nerveux et au niveau de la digestion.

Pour les éternels retardataires

Si le réveil n'a pas sonné ou si vous vous êtes rendormi pour gagner une demi-heure de sommeil supplémentaire, vous allez partir en catastrophe, sans prendre de petit déjeuner. Vous faites sans doute partie des gens toujours en retard et, sans le savoir, vous souffrez d'un sentiment de culpabilité. Ce sentiment va augmenter tout au long de la journée l'acidité de votre bol alimentaire, facteur de prise de poids immédiate et continue (avec un réveil vingt minutes plus tôt, tout aurait changé, et votre poids aussi).

Si vous ne pouvez pas faire autrement, emportez quelques tartines de pain aux céréales ou de pain complet avec un peu de blanc de poulet, une tranche de jambon ou de fromage. Vous mangerez cet en-cas en vous rendant au travail. Sachez que boire n'est pas impératif au petit déjeuner, surtout s'il s'agit du sacro-saint café, d'une tasse de thé ou de jus de fruits. Le café ou le thé à jeun sont de véritables poisons, encore plus dangereux s'ils sont avalés en état de stress. Si vous ne pouvez pas vous en passer, mangez d'abord, détendez-vous, et buvez.

Pour les sportifs et les travailleurs de force

Un des meilleurs petits déjeuners pour maigrir et rester en grande forme :

Un bol de riz nature avec une noisette de beurre.

ou Une assiette de pâtes complètes ou nature avec une noisette de beurre, et parfumées d'herbes aromatiques (basilic, ciboulette, coriandre, persil) et, si vous avez le temps, ajoutez-y quelques légumes cuits à la vapeur.

La spirale du sucré : elle fait grossir à tout âge

J'attire votre attention sur cette erreur classique, aux effets pervers sur le poids. C'est, malheureusement, un risque auquel on expose, par légèreté ou ignorance, des enfants naturellement gourmands, qui présenteront plus tard, si ce n'est pas déjà le cas, un dérèglement du métabolisme et une disgracieuse, et souvent dangereuse, surcharge pondérale, pouvant aller jusqu'à l'obésité. Cas très fréquent aux États-Unis, où la consommation de sucre est considérable.

La spirale du sucré commence dès le matin au petit déjeuner : excitant ou boisson lactée, sucrée croissant ou brioche, miel, confiture...

Dans la matinée, petit coup de pompe, émotion, on va à la boulangerie ou au café : confiserie, chocolat ou pain au chocolat (du sucre). Café ou thé sucré.

À midi, pas d'appétit pour le plat principal, on repousse les protéines, les légumes...

– Grignotage : pain et beurre et dessert (encore du sucre !) et on boit une boisson gazeuse à base de cola, limonade, jus de fruits. Plus un café et une cigarette !

Dans l'après-midi, énervement, contrariété, coup de pompe et fatigue, manque de concentration.

– On mâchonne des chewing-gums, des réglisses, des bonbons, on donne rendez-vous à une copine pour boire un thé et on mange une petite pâtisserie appétissante (toujours du sucre).

Le soir, de grignotage en grignotage pour l'apéritif – cacahuètes, biscuits –, on passe à table vraiment écœuré, sans faim, fatigué, ballonné...

Et dans la nuit, transpiration, cauchemars, angoisse, insomnie... Le matin, réveil difficile.

Vous trouverez peut-être cette description un peu caricaturale, mais pour moi elle est à peine exagérée. Et vous comprendrez pourquoi il est grand temps de prendre un bon petit déjeuner sans sucre pour rentrer dans le rythme des repas à heures régulières, échapper à cette prise de poids catastrophique et obstinée.

Café ou thé : les faux amis du matin

Sur le tableau des aliments acidifiants de la page 64, le café et le thé figurent en première ligne. Cela vous inquiète. Je suis habitué à votre réaction : « Mon café ! Mon thé ! Jamais je ne pourrai m'en passer », m'ont dit de nombreux patients.

Rassurez-vous, il n'est pas question de supprimer ce sacro-saint café ou l'incontournable thé, mais simplement de les consommer en petite quantité, d'une façon plus judicieuse, qui ne sera pas néfaste pour votre santé.

J'ai souvent décrit dans mes livres les dommages que café et thé pris en grande quantité causent à l'organisme.

– Stimulants, ils sont un antidote à la fatigue et procurent, pendant un temps très court, énergie et sensation de bien-être. Il y a – hélas – des retombées négatives, comme l'insomnie, des palpitations dues à l'accélération des battements du cœur... Et cette surexcitation provoquée est souvent suivie d'épuisement. On reprend alors un autre petit café, ou un thé, pour à nouveau se stimuler, et c'est l'engrenage. Or...

Thé et café peuvent être responsables d'une augmentation de l'émotivité, de l'anxiété et de l'agressivité.

On leur doit une hyperfonction des glandes, organes et viscères, qui entraîne, car ce sont de puissants diurétiques, une trop grande élimination des sels minéraux et oligo-éléments par les urines et par la transpiration.

Ils peuvent être à l'origine de diarrhées, car ils irritent la muqueuse intestinale, ou de constipation.

Dans les pays chauds, le café et le thé augmentent la température du corps, déclenchant une sudation qui permet d'éliminer plus rapidement leurs effets nocifs. Ils sont mieux supportés que dans les pays tempérés.

Ils provoquent une hypersécrétion des glandes stomacales, déclenchant des brûlures, des aigreurs, des maux d'estomac, qui peuvent à la longue entraîner des gastrites.

Consommés en grande quantité :

– ils entraînent une surconsommation insidieuse de sucre ;

– ils créent un spasme qui ouvre le pylore ;

– ils déclenchent une hyperfonction des sucs bilio-pancréatiques, provoquant une colopathie fonctionnelle ;

– ils coupent l'appétit, et c'est aussi pour cette raison que je les déconseille à jeun.

Café et thé ne doivent jamais être bus à jeun : ce sont de faux amis, de faux starters.

Par expérience, je sais qu'il est difficile (parfois impossible) de supprimer café ou thé du jour au lendemain. Je suis conscient qu'il s'agit souvent d'habitudes ancrées au plus profond de soi-même.

Dans ce cas, agissez par ruse : contentez-vous d'une demi-tasse de café ou de thé à la fin du petit déjeuner-starter et d'une demi-tasse après le déjeuner. Ainsi, vous profiterez au maximum des qualités digestives et stimulantes du café et du thé, et vous échapperez à leurs méfaits.

Notez que le café arabica est moins riche en caféine que le robusta. Et que le thé ne doit jamais infuser plus de trois à quatre minutes : après, le pourcentage de théine (équivalent de la caféine) augmente considérablement.

Je vous conseille donc dans tous les cas d'alterner café, thé et chicorée, laquelle est un stimulant naturel régénérateur du système neurovégétatif, aide à éliminer les graisses et à digérer, et calme le système nerveux central.

La chicorée est une des boissons idéales pendant votre période d'amaigrissement, avec les infusions.

Encore pire : le café au lait

Au moment de la digestion, le lait mélangé au café se transforme en grumeaux durs très difficiles à digérer. Certains estomacs ne le tolèrent pas et réagissent par des malaises, des nausées, des flatulences, des perturbations du bol alimentaire, entraînant une indigestion chronique, facteur de gros ventre, et de prise de poids.

Trop d'enfants, qu'il faudrait protéger des méfaits du café au lait, le prennent le matin à l'instar de leurs parents.

Jus de fruits ou jus de légumes

Le jus représente une partie déséquilibrée du fruit ou du légume : la pulpe ou les fibres importantes pour une bonne digestion sont éliminées. Pour obtenir un verre plein on utilise plusieurs fruits ou légumes. Or, il est très rare de manger quatre ou cinq fruits dans la foulée ; **le jus procure une partie déséquilibrée de quatre à cinq fruits ou légumes.**

Les jus du commerce cachent le goût acide en l'atténuant par l'adjonction d'une grande quantité de sucre, qui donne le goût « acidulé » des sirops, limonades, etc. Les jus sont souvent très concentrés et peuvent provoquer de graves troubles digestifs (jus de tomate...). De façon plus dramatique, comment ne pas penser à la cirrhose du foie provoquée chez un sujet qui n'avait jamais absorbé une goutte d'alcool par l'absorption quotidienne de jus de carotte !

Le fruit

Un fruit est beaucoup plus digeste qu'un jus. Choisissez un seul fruit mûr (moins acide), de saison, pas trop farineux, que vous éplucherez.

Vous le consommerez après le repas, en le mâchant bien pour le rendre plus digeste grâce à l'action de la salive.

De cette façon, l'acidité du fruit sera mélangée dans le milieu acide de l'estomac, provoquant beaucoup moins de dégâts car le système neurovégétatif est au maximum de son rendement.

Lorsque vous serez arrivé à votre poids de forme, après stabilisation, vous pourrez, si vous en éprouvez le goût, consommer un fruit, ou boire un jus de fruits, le matin, mais à la fin de votre petit déjeuner (à la condition de presser le fruit au dernier moment et de le boire très lentement).

La collation de 10 heures ou de 16 h 30

Pour maigrir, il importe de ne jamais avoir faim. C'est pourquoi, en cas de dépense physique ou intellectuelle importante, je conseille dans les intervalles des trois repas quotidiens réguliers une ou deux collations supplémentaires.

Attention, il ne s'agit pas d'une habitude alimentaire, mais d'une réponse à une dépense d'énergie particulière, ou éventuellement, à un stress violent. On peut aussi se permettre une collation si, par exemple, on prend son petit déjeuner trop tôt, et que le temps jusqu'au déjeuner dépasse nettement les cinq heures (même chose si le dîner est tardif). On fera patienter l'organisme, on évitera le fameux coup de pompe (hypoglycémie), réaction enclenchée par la sécrétion d'insuline, qui abaisse le taux de sucre dans le sang, augmente l'acidité, attaque la muqueuse intestinale et engendre une soudaine impression de fatigue.

Pour combattre l'hypoglycémie, il faut absorber des glucides sous forme de sucres lents – et surtout pas de sucres rapides (pâtisseries, confiseries, miel, confitures), qui ne donnent que l'illusion d'avoir calmé la faim. Avec les sucres rapides, l'effet est bref, car une nouvelle réaction insulinique se produit très vite, et on entre dans le cercle sans fin, la spirale du sucré (voir page 110) et des produits lactés sucrés : c'est la prise de poids assurée.

En conséquence, la collation ne doit comprendre aucun produit laitier liquide ni semi-liquide, aucun aliment au goût sucré, nul substitut de repas, si nombreux en pharmacie (fuyez-les !). Faites appel, au contraire, à votre mémoire d'enfant, rappelez-vous les tartines de vos goûters.

Je vous conseille :

Une tartine de pain avec un carré de chocolat noir (surtout pas de chocolat fourré, au lait, blanc ou additionné d'amandes, de noisettes, de fruits secs, ni de barre chocolatée).
ou Une tartine de pain avec un morceau de fromage à pâte cuite
ou avec du fromage de chèvre
ou un blanc de poulet
ou une tranche de jambon.
ou Une banane écrasée sans sucre (particulièrement alcalinisante).

La collation vous permet de rester dans le rythme de vos repas, de ne pas dérégler votre horloge biologique, d'éloigner la tentation du grignotage et la boulimie. Elle a aussi la vertu de calmer l'angoisse, la frustration, la colère, le sentiment de culpabilité... Croyez-moi, elle joue un rôle bénéfique que n'apportent pas les excitants – thé, café, alcool, tabac – ni les calmants qu'on est tenté de prendre dans des circonstances émotionnelles particulières. (Café et thé, cornme les boissons à base de cola, sont un facteur supplémentaire d'encrassement de l'appareil digestif responsable de fermentations intestinales, de perturbations du sommeil – et de prise de poids.)

Je suis partisan de la collation pour maigrir – à la condition qu'elle ne devienne pas une habitude. Que ceux qui n'ont pas d'effort à produire, qui sont à l'abri des stress, des émotions fortes, des grandes déceptions, oublient ce qu'ils viennent de lire.

Le déjeuner

À la maison ou à l'extérieur (restaurant, cantine, self, bar, etc.), évitez les pièges et contrôlez l'équilibre de vos menus en vous reportant aux tableaux des aliments alcalinisants et acides ou des aliments de remplacement (pages 64 et 66).

Préférez toujours la qualité à la quantité (trop riche, trop sucré, trop gras) et, dans la mesure du possible, variez votre alimentation, votre organisme y trouvera ainsi tout ce qui lui est nécessaire, et il éliminera mieux.

Inspirez-vous des suggestions de menus de Florence (page 194) et de ses recettes (page 205) si vous déjeunez à la maison.

Consultez mon guide des aliments (page 226).

Avant toute chose, je m'oppose vivement :

– à tous les substituts de repas lactés salés ou sucrés vendus en pharmacie ;

– à tous les régimes qui privilégient une seule catégorie d'aliments, induisant ainsi un dérèglement des sucs gastriques et des sucs bilio-pancréatiques par une production insuffisante ou excessive.

Ces substituts de repas et ces régimes entraîneront rapidement une mauvaise assimilation des aliments et une mauvaise élimination des déchets et toxines, avec toujours, à la sortie, une prise de poids (même si dans un premier temps on voit disparaître quelques kilos).

Comme chaque repas, le déjeuner doit commencer par du solide.

Écartez tous les apéritifs, alcoolisés, gazeux, à base de jus de fruits ou de jus de légumes, ainsi que les biscuits, cacahuètes, amandes, fruits secs et autres amuse-gueule.

Ne buvez pas d'alcool à jeun.

Surtout, ne mélangez pas les alcools (champagne + blanc + rouge) ! Voir « Vins et alcools », page 229.

À table, quand vous aurez commencé à manger, vous pourrez boire : d'une part un verre de bon vin de votre choix, en écartant les vins acides, trafiqués (vous pouvez trouver de très bons vins dans le commerce à 30 ou 40 francs), il aura un effet régulateur sur votre digestion ; et d'autre part un verre d'eau minérale – pas plus –, que vous boirez à petites gorgées (voir « L'eau », page 227).

Mangez à chaque repas : des glucides, des protides et des lipides

L'aliment de base de votre déjeuner sera soit un glucide, soit un protide.

À ce choix, vous ajouterez :

Un glucide en petite quantité

ou Un protide en petite quantité
Un peu de lipides
Un légume cuit

ou Une crudité

Alternez les aliments de base

Un jour, privilégiez en quantité les protides, un autre jour, les glucides, suivant vos goûts et les propositions du self, de la cantine ou du restaurant où vous déjeunez, une attirance particulière vers un menu qui vous fait envie.

Diminuez, sans les supprimer, la quantité de glucides si vous avez choisi les protides, et vice versa.

Au déjeuner, les sucres lents (glucides) sont excellents ; ils apportent l'énergie nécessaire pour l'après-midi. Vous aurez moins d'appétit le soir et dînerez plus légèrement, en privilégiant cette fois les protéines, qui vous assureront un bon sommeil.

■ ***Premier exemple***

Base : un glucide à volonté. C'est-à-dire un plat de pâtes, ou de riz, ou de pommes de terre.

PLUS

– Une protéine en petite quantité : poisson ou poulet, viande blanche ou jambon maigre

PLUS

– Un légume cuit ou une crudité que vous mangerez au milieu ou à la fin du repas

PLUS

– Une noix de beurre pour le légume ou un peu d'huile première pression pour la salade

PLUS

– Des herbes aromatiques à volonté.

■ ***Deuxième exemple***

Base : un plat de protéines à volonté. Poulet, poisson, viande blanche ou viande rouge.

PLUS

– Un glucide en petite quantité : une tranche de pain ou une pomme de terre, ou deux à trois cuillerées de riz, ou deux à trois cuillerées de pâtes

PLUS

– Un légume cuit ou une crudité, que vous mangerez au milieu ou à la fin du repas

PLUS

– Une noix de beurre pour le légume ou un peu d'huile première pression pour la salade

PLUS

– Des herbes aromatiques à volonté.

*
* *

Écartez tous les produits lactés, yaourts, fromages blancs... (voir page 232) et le fromage, que vous réserverez au petit déjeuner. Je dis souvent que manger du fromage à la fin d'un repas équivaut à manger *deux fois !*

Ne vous privez pas de dessert

Mais soyez raisonnable, écartez les desserts à base de farine blanche (même les pâtisseries maison), les desserts avec de la crème, du sucre, du lait et les desserts alcoolisés.

Préférez :

– Un fruit de saison mûr (il est moins acide), que vous éplucherez et mâcherez doucement.

– Une salade de fruits sans alcool ni sucre, en évitant la poire (lourde à digérer).

– Un sorbet naturel, sans ajouter de crème Chantilly, de confiture, de sirop, de fruits secs ou de petites pépites et graines colorées et sucrées à tous les parfums.

– Une mousse au chocolat maison sans sucre ni farine (voir recette, page 219).

– Une crêpe au sarrasin (blé noir), à la condition

ce jour-là d'éviter tout autre glucide (sucre lent) au même repas (voir recette page 218).

Après le déjeuner

Pour favoriser le processus d'une bonne digestion :

– Si vous avez déjeuné à la maison, rangez la cuisine et faites la vaisselle.

– Passez-vous les mains et les avant-bras à l'eau tiède pendant deux à trois minutes, surtout pas d'eau froide, qui coupe la digestion.

– Brossez-vous les dents, même sans dentifrice (il est facile d'avoir sa brosse dans son sac ou sa serviette), car le brossage des dents accélère le processus d'une bonne digestion et stimule de nouveau les glandes salivaires ; votre salive va encore accélérer le processus d'une bonne digestion. Si on garde entre les dents des résidus de nourriture, même imperceptibles, la salive va insensiblement s'acidifier, donc perturber la digestion.

– Évitez de vous allonger ou de vous assoupir dans un fauteuil.

– Faites une marche de dix à trente minutes.

– Évitez, après le déjeuner, les sports violents, les sauts, la course, la gymnastique... Il faut attendre deux heures au moins après le repas pour pratiquer un sport. Trois heures s'il s'agit d'un sport violent (voir « Fortifiez votre cœur », page 139, et « Fortifiez votre ventre », page 159).

Le dîner

Dînez tôt, c'est-à-dire deux heures environ avant d'aller au lit. Si vous vous couchez à 22 heures, dînez au plus tard à 19 h 30. Si vous vous couchez à minuit, dînez vers 21 h 30. Vous aurez ainsi le temps de bien digérer. Il faut que les aliments soient sortis de l'estomac et bien assimilés au niveau du duodénum avant de s'allonger et de s'endormir.

Attention aux potages, soupes et bouillons le soir. Ils diluent le bol alimentaire et accélèrent la descente des sucs digestifs dans les intestins. Ils sont souvent trop chauds. Ils procurent des ballonnements, de l'aérophagie et un ralentissement de la digestion. Beaucoup de mes patients en quête d'amaigrissement, en supprimant le potage, gagnent une heure trente à deux heures de sommeil moins agité. Les potages dilatent l'estomac et font grossir : on ne se sent pas rassasié et on est tenté de manger davantage (plus tard, on souffrira de ballonnements et de gaz).

Les potages sont souvent préparés à l'avance et pour plusieurs jours ; comme les légumes, qui doivent eux aussi être consommés dès qu'ils sont cuits, les potages s'oxydent, deviennent acides et toxiques. C'est vrai également pour les bouillons de viande comme le bouillon de pot-au-feu qui, même dégraissé, est souvent conservé pour le lendemain.

Votre dîner sera composé comme le déjeuner. Mais il sera plus léger.

Vous commencerez toujours par du solide.

L'aliment de base de votre dîner sera soit un glucide, soit un protide.

■ ***Exemple :***

Base : un plat de protéines à volonté. Du poisson, de la volaille, de la viande blanche.

Évitez la viande rouge, qui est un aliment exci-

tant, et les œufs le soir. (Et sachez que les protéines contiennent un acide aminé, le tryptophane, qui est le précurseur de la sérotonine, hormone du sommeil.)

PLUS

– Un glucide en petite quantité : trois cuillerées de pâtes ou de riz ou une demi-pomme de terre

PLUS

– Un légume cuit (au milieu ou à la fin du repas) ou une salade verte

PLUS

– Une noix de beurre pour le légume ou de l'huile première pression pour la salade

PLUS

– Des herbes aromatiques fraîches à volonté.

Vous éviterez toutes les mayonnaises, la crème fraîche et les sauces lourdes à digérer (alcoolisées par exemple ou additionnées de farine).

Pendant le repas, si vous avez soif, buvez :

– Un verre de vin rouge (il favorise le sommeil s'il n'est pas acide).

– Un peu d'eau minérale (un peu seulement, pour éviter de vous lever plusieurs fois dans la nuit).

Votre dîner peut s'arrêter là.

Si vous ne pouvez pas vous passer de dessert, choisissez :

Une compote maison, préparée juste avant le dîner et consommée chaude ou tiède, jamais froide (trop acide, elle stopperait le processus de la digestion)

ou Un fruit frais de saison mûr, que vous éplucherez et mâcherez doucement (la pomme favorise la digestion)

ou Un sorbet sans crème ni sirop

ou Une mousse au chocolat.

Évitez :

– Le café ou le thé le soir (ce sont des excitants). Je préfère une demi-tasse de tisane calmante : verveine, tilleul, camomille ou fleur d'oranger.

– Sous prétexte d'améliorer le transit intestinal et de « guérir » votre constipation, les tisanes laxatives ou amincissantes. Ces tisanes provoquent l'inverse de l'effet escompté en enflammant les côlons et, souvent, le simple fait de les supprimer rétablit un excellent transit intestinal.

– Le lait chaud sucré ou avec du miel, dont on prône parfois les vertus calmantes et qui fait grossir !

– Et enfin, bien sûr, le tabac et les digestifs.

Bien dormir pour maigrir

Le sommeil est un des éléments majeurs de la détente. C'est dire le rôle qu'il joue pour moi dans l'amaigrissement. Très souvent, insomnie, sommeil fragmenté et agité, somnolence sont liés à la surcharge pondérale. Il est difficile de maigrir vraiment et de se maintenir à son poids de forme sans un sommeil régulier, réellement réparateur.

Les causes du mauvais sommeil peuvent être de trois ordres :

Causes psychologiques : grande tension interne, stress, surmenage, angoisse... et alors l'accumulation d'adrénaline produite par les glandes surrénales nous maintient en situation d'éveil. Cette forme d'insomnie peut être occasionnelle ou devenir chronique. Ma méthode de respiration a rendu le sommeil à presque tous mes patients qui l'ont adoptée.

Causes physiques : dérèglement du système digestif (estomac dilaté) dû à un excès ou à une intolérance alimentaire, un abus d'alcool, d'excitants ou de vitamines ; surmenage physique produisant crampes et courbatures ; excitation cérébrale (après une discussion, par exemple le cerveau met un certain temps à ralentir son activité).

Causes extérieures : environnement bruyant, chaud, froid, humide ou pollué...

Sachez que le sommeil de la nuit se prépare dès le matin au saut du lit, avec un petit déjeuner solide, sans excitant. Il se construit avec ma méthode de respiration, une attitude positive, une remise en question de soi, de ses habitudes, de son mode de vie, de ses rythmes alimentaires...

Après le dîner

Pour favoriser le processus d'une bonne digestion et préparer un bon sommeil :

– Si vous avez dîné à la maison, rangez la cuisine, faites la vaisselle et préparez le couvert pour le petit déjeuner.

– Évitez de vous allonger après le repas, votre digestion serait ralentie.

– Passez-vous les mains et les avant-bras à l'eau tiède durant deux à trois minutes, mais surtout pas d'eau froide.

– Brossez-vous les dents et massez-vous les gencives comme le matin.

– Vaquez à des occupations non stressantes : bricolage, lecture, broderie...

– Évitez la gymnastique tonique, les exercices d'abdominaux après le repas.
– Marchez une demi-heure avec de bonnes chaussures.
– Si vous avez peur de sortir pour marcher, pratiquez ma méthode de respiration et mon exercice de relaxation-détente-bien-être (p. 128).

Avant de vous coucher

– Prenez une douche tiède puis froide sur les extrémités juste avant de vous coucher. L'eau froide fait légèrement chuter la température du corps, favorisant ainsi le sommeil.
– Aérez la pièce et coupez le chauffage. Une température trop élevée vous ferait transpirer et vous réveillerait. Si cela vous arrive, n'hésitez pas à reprendre une douche tiède puis froide sur les extrémités.
– Bien dormir évite les allers et retours nocturnes via le réfrigérateur.

Ma respiration-détente permet, dans la quasi-totalité des cas, de retrouver le sommeil. Ceux et celles qui me font confiance pourront commencer par diminuer les doses de calmants et autres médicaments de confort, qui encrassent l'organisme, pour, progressivement, les supprimer totalement. Tous mes patients qui ont cessé de les prendre ont perdu du poids.

Mon exercice de relaxation-détente-bien-être

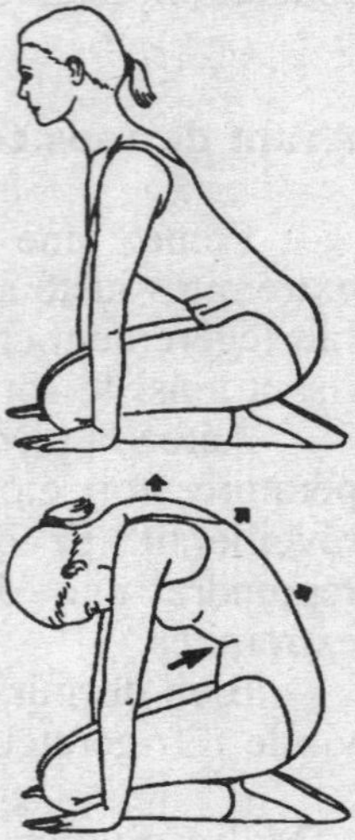

À genoux sur un tapis épais, assis sur les talons, mains à plat de chaque côté des genoux, dos droit.
Inspirez très doucement par le nez en comptant jusqu'à 5.

Puis, en expirant très doucement par le nez et en comptant jusqu'à 7, laissez tomber le menton sur la poitrine, rentrez le ventre, arrondissez le dos comme un chat, sans forcer.

Faites cet exercice à un rythme lent, en pensant détente-bien-être et non gymnastique, 5 à 7 fois de suite.

Le but de ce mouvement est de détendre et d'harmoniser les systèmes cérébro-spinal et neurovégétatif. Vous pouvez pratiquer mon exercice de relaxation avant de vous endormir, mais aussi dans la journée quand vous êtes stressé, nerveux, angoissé. Cet exercice a également pour effet d'assouplir et de fortifier le dos.

BILAN 2

Bilan de la deuxième semaine

Depuis deux semaines, vous vous êtes pris au jeu de ma méthode.

Vous avez perdu, selon toute probabilité, entre un et trois kilos. Votre organisme intègre petit à petit vos nouvelles habitudes : votre sang est moins chargé de toxines, ainsi que vos cellules ; vos glandes, vos viscères, vos systèmes sont en meilleur état de fonctionnement ; votre métabolisme de base se fortifie. Chez certains, ce « décrassage » peut entraîner une légère fatigue – mais il s'agit d'une fatigue saine, comme au terme d'une activité sportive. Chez d'autres, au contraire, vont apparaître tout de suite un regain d'énergie, une sensation de légèreté, une grande amélioration du sommeil comme un mieux-être psychologique.

– **Si vous avez perdu les deux ou trois kilos que vous aviez à perdre,** votre problème maintenant va être de vous maintenir à votre nouveau poids, votre poids de forme, celui qui vous procure un sentiment de bien-être.

Ce n'est pas gagné. Les clés suivantes vont vous

donner les moyens de vous stabiliser dans cette phase d'adaptation délicate.

– **Si vous avez encore des kilos en trop :**

- Considérez le nombre de kilos qu'il vous faut encore perdre.
- Considérez leur ancienneté.

En sachant que vous ne devez pas perdre plus de quatre à cinq kilos par mois, régulièrement, pendant toute la durée de votre perte de poids, vous connaitrez le parcours qu'il vous reste à faire en ma compagnie (voir tableau page 132).

Je vais vous donner quelques exemples.

Monsieur X ou madame Y ont pris quatre kilos en un an. Ils mettront un mois pour perdre ces quatre kilos et un mois pour stabiliser leur poids.

Ils devront donc suivre mes conseils au moins pendant deux mois.

Monsieur X ou madame Y ont pris quatre kilos en dix ans, ils mettront un mois pour perdre ces quatre kilos et de neuf mois à un an pour stabiliser leur poids.

Je considère que la perte d'un surplus de poids vieux de dix ans vous rend fragile pendant un an, soit un dixième du temps pendant lequel vous avez porté ces kilos supplémentaires.

Monsieur X ou madame Y ont pris douze kilos en vingt ans. Ils mettront trois mois à perdre ces douze kilos (quatre kilos par mois), et la période de stabilisation s'étendra sur dix-huit mois à deux ans, pendant lesquels ils devront rester vigilants.

Madame Y attend un enfant, elle prend seize kilos. Elle accouche. En quatre mois, elle devra retrouver son poids initial, et il lui faudra un mois encore pour stabiliser son poids.

Plus votre surcharge est ancienne, plus elle est ancrée, et plus vous aurez besoin de patience et de ténacité.

Il faut continuer ! Je vais vous y aider avec mes prochaines clés : « Fortifiez votre cœur », « Fortifiez votre ventre ».

Attention ! Quelquefois, l'amaigrissement ne démarre qu'après deux ou trois semaines, voire plus.

Ne vous découragez pas.

Peut-être faites-vous partie de ceux qui ont déjà fait des régimes (qui ont énormément fatigué leur organisme), ou bien avez-vous déjà utilisé des coupe-faim, des repas de substitution, des diurétiques ou des méthodes plus lourdes (extraits thyroïdiens, traitements médicaux avec antidépresseurs, etc.). Votre perte de poids se fera alors plus progressivement, par paliers.

Kilos en trop depuis	**Durée de**	**Poids à perdre**						
		2-3 kg	3-5 kg	5-8 kg	8-12 kg	12-16 kg	16-20 kg	20-25 kg
1 à 3 mois	Perte de poids *Stabilisation*	15 jours *1 mois*	1 mois ----	2 mois →				
6 mois	Perte de poids *Stabilisation*	15 jours *1 mois*	↓ → + −	↓ → + −	3 mois →			
8 mois	Perte de poids *Stabilisation*	15 jours *1 mois*	↓ → + −	↓ → + −	↓ → + −	4 mois →		
1 an	Perte de poids *Stabilisation*	15 jours *2 mois*	↓ → + −	↓ → + −	↓ → + −	↓ → + −	5 mois →	
2 ans	Perte de poids *Stabilisation*	15 jours *3 mois*	↓ → + −	↓ → + −	↓ → + −	↓ → + −	↓ → + −	6 mois →
3 ans	Perte de poids *Stabilisation*	15 jours *4 mois*	↓ → + −	↓ → + −	↓ → + −	↓ → + −	↓ → + −	↓ → + −
4 ans	Perte de poids *Stabilisation*	15 jours *6 mois*	↓ → + −	↓ → + −	↓ → + −	↓ → + −	↓ → + −	↓ → + −
5 ans	Perte de poids *Stabilisation*	15 jours *7 mois*	↓ → + −	↓ → + −	↓ → + −	↓ → + −	↓ → + −	↓ → + −
6 ans	Perte de poids *Stabilisation*	15 jours *8 mois*	↓ → + −	↓ → + −	↓ → + −	↓ → + −	↓ → + −	↓ → + −

Kilos en trop depuis	Durée de	Poids à perdre						
		2-3 kg	3-5 kg	5-8 kg	8-12 kg	12-16 kg	16-20 kg	20-25 kg
7 ans	Perte de poids *Stabilisation*	15 jours *9 mois*	↓ →+–	↓ →+–	↓ →+–	↓ →+–	↓ →+–	↓ →+–
8 ans	Perte de poids *Stabilisation*	15 jours *10 mois*	↓ →+–	↓ →+–	↓ →+–	↓ →+–	↓ →+–	↓ →+–
9 ans	Perte de poids *Stabilisation*	15 jours *11 mois*	↓ →+–	↓ →+–	↓ →+–	↓ →+–	↓ →+–	↓ →+–
10 ans	Perte de poids *Stabilisation*	15 jours *1 an*	↓ →+–	↓ →+–	↓ →+–	↓ →+–	↓ →+–	↓ →+–
15 ans	Perte de poids *Stabilisation*	15 jours *18 mois*	↓ →+–	↓ →+–	↓ →+–	↓ →+–	↓ →+–	↓ →+–
20 ans	Perte de poids *Stabilisation*	15 jours *2 ans*	↓ →+–	↓ →+–	↓ →+–	↓ →+–	↓ →+–	↓ →+–
25 ans	Perte de poids *Stabilisation*	15 jours *30 mois*	↓ →+–	↓ →+–	↓ →+–	↓ →+–	↓ →+–	↓ →+–
30 ans	Perte de poids *Stabilisation*	15 jours *3 ans*	↓ →+–	↓ →+–	↓ →+–	↓ →+–	↓ →+–	↓ →+–

Devenez votre propre diététicien (2e semaine)

Le petit carnet

À toutes les informations se rapportant à mes premières clés vont maintenant s'ajouter toutes celles concernant les aliments, les repas et vos réactions alimentaires (troisième et quatrième clés).

■ *La composition des repas*

Inscrivez ce que vous avez mangé chaque jour et à chaque repas :
- Dans quel ordre et en quelle quantité ?
- Qu'avez-vous bu à table et en quelle quantité ?
- Avez-vous fumé à table ?

Reportez-vous aux tableaux des pages 64 et 66 et soulignez tous les aliments et boissons acides ou acidifiants que vous avez consommés.

Recherchez dans le tableau de remplacement des aliments et des boissons qui conviennent à vos goûts et que vous allez adopter jusqu'à la stabilisation de votre poids de forme.

Notez les aliments et boissons acides ou acidifiants dont vous ne pouvez pas vous passer.
- Essayez d'en diminuer la quantité, notez-le.
- Essayez d'en espacer la consommation, notez-le.

■ *Vos réactions*

Notez vos réactions en sortant de table :
- Vous sentez-vous lourd ou pas ?

– Vous sentez-vous rassasié ou avez-vous encore faim ?

Notez vos réactions une demi-heure après :
– Avez-vous des coups de pompe, une baisse de concentration ?
– Avez-vous parfois envie de vomir, des aigreurs, des nausées ?
– Avez-vous parfois mal au ventre, des spasmes, des gonflements, de l'aérophagie ?
– Avez-vous la bouche sèche ?

Notez vos réactions trois heures après.
Cherchez si vous éprouvez les mêmes symptômes dans les deux ou trois heures qui suivent l'absorption de nourriture, plus :
– envie de dormir ?
– des maux de tête, de la fatigue ?

Notez vos réactions psychologiques :
Amusez-vous à noter la relation entre vos réactions psychologiques et votre alimentation. Elle existe, indéniablement.
En étant attentif, vous verrez que certains aliments vous donnent du punch, tandis que d'autres, parce qu'ils vous conviennent moins bien, diminuent vos capacités intellectuelles et vous dépriment.

Si vous mangez toujours pressé, stressé, trop vite et de façon désordonnée, ne cherchez pas : vos troubles viennent de là.

Si vous mangez lentement et que, malgré tout, vous souffriez de troubles divers, avec le petit carnet vous allez apprendre à mieux vous connaître.
Vous découvrirez, par exemple, que vous digérez bien une demi-tomate ou un demi-artichaut, mais pas

une tomate entière ou un artichaut entier ; vous saurez si vous supportez le pain complet ou le pain de campagne, les fruits après le repas, et lesquels.

Fort de ces renseignements, vous serez prêt à devenir votre propre diététicien, à contrôler votre alimentation pour en tirer forme et énergie, et pour ne plus prendre de poids.

Dans votre petit carnet, reproduisez le tableau « Calculer son PH urinaire », pages 62-63.

Ainsi vous pourrez reporter et comparer vos résultats.

En cas de taux d'acidité trop important, il vous sera facile de comprendre pourquoi et comment obtenir une amélioration en changeant certains aliments.

CINQUIÈME CLÉ

—

FORTIFIEZ VOTRE CŒUR

- Qu'est-ce qu'un sport d'endurance ?
- Comment pratiquer un sport d'endurance ?
- Comment s'échauffer ?
- Quel sport d'endurance ?
- Surveillez vos pulsations cardiaques
- À chaque vertèbre correspond un organe

CINQUIÈME CLÉ

FORTIFIEZ VOTRE CŒUR

Impossible de maigrir, et de se maintenir à son poids de forme, sans avoir un cœur et un système cardio-vasculaire en parfait état de fonctionnement. Et, inversement, il est très difficile d'avoir un cœur parfait si on est trop gros (ou trop maigre). Pourtant, j'ai observé chez la plupart de mes patients décidés à maigrir une méconnaissance totale de cette relation cœur-kilos.

Chez tous mes patients, ceux qui ont adopté ma méthode et ont mis en pratique les premières clés de ce livre (respiration-détente, modification des comportements alimentaires), se sont produites à la fois une perte de poids et, dans la quasi-totalité des cas, une amélioration de l'état cardio-vasculaire, une régularisation de la tension artérielle, une meilleure circulation du sang à tous les niveaux.

L'une – la perte de poids – ne va pas sans l'autre – un cœur qui bat à son meilleur rythme.

Ces deux phénomènes sont liés, indissociables. Et réversibles.

Mais il est possible de faire mieux. De consolider en quelque sorte les retombées positives de ma méthode.

La recette est simple : je vais vous proposer de sortir de votre environnement habituel deux ou trois fois par semaine, de respirer, de reprendre contact avec la nature. En pratiquant avec modération, dans la détente et en vous faisant plaisir, un sport d'endurance.

Qu'est-ce qu'un sport d'endurance ?

C'est un sport ou une activité physique qui se pratique avec plaisir en gardant un rythme cardiaque constant, sans accélérations ni à-coups, pendant trente minutes au minimum.

Exemple : course à pied, vélo, natation. Sont exclus tous les sports où le rythme cardiaque subit de brutales accélérations ou décélérations (tennis, squash, gymnastique, aérobic, football, rugby, sports de combat).

À mon sens et pour maigrir, le ou les sports d'endurance doivent être pratiqués sans essoufflement, sans fatigue, sans courbatures du lendemain. Ils font réapparaître les fameuses hormones du bien-être générées par ma respiration-détente.

L'activité d'endurance est la clé d'un bon équilibre corporel et psychique.

– Le système cardio-vasculaire se fortifie, la circulation sanguine s'améliore.

– La cage thoracique s'ouvre et le système respiratoire est renforcé.

– Le système nerveux s'apaise : l'énergie physique s'accroît, la nervosité, l'angoisse, la peur de l'échec, la timidité disparaissent.

– L'organisme devient plus fort, plus résistant face aux maladies.

– La volonté, la maîtrise de soi, le dynamisme retrouvés permettent de rester toute sa vie à son poids de forme.

Avant de décider l'activité qui vous attire le plus, vous devez savoir que, dans tous les cas, vous allez du même coup – et c'est important pour garder votre poids de forme – assouplir et fortifier votre dos et améliorer l'ensemble de votre système neuromusculaire.

*
* *

Il est impossible d'avoir une fonction cardiaque parfaite si l'on souffre du dos. L'axe du bien-être, je l'ai dit et écrit souvent, en particulier dans *Plus jamais mal au dos,* est la colonne vertébrale. Pour un bon fonctionnement cardiaque, celle-ci ne doit présenter ni compression ni tassement au niveau des hautes vertèbres dorsales, ni blocage des articulations costo-vertébrales affectant les mouvements de la cage thoracique qui libèrent les poumons. Un bon état du cœur est lié directement à la santé de votre colonne vertébrale, à un dos droit sans contraction musculaire. Toutes les vertèbres – cervicales, dorsales, lombaires – sont solidaires et, si l'une est bloquée, l'ensemble est atteint. Il vous faut avoir un dos droit, impeccable. J'ajoute que marcher ou courir avec le dos droit entraîne un massage du ventre automatique, précieux pour l'amaigrissement.

Il est indispensable, et facile, de se faire faire, de temps en temps, un bilan du dos. (À cet égard, je proteste avec énergie contre l'insuffisance du dépistage à l'école en ce qui concerne la colonne vertébrale. Aucun de mes quatre enfants n'a jamais subi d'examen du dos à l'école – et je considère cette carence comme un véritable scandale.)

L'activité sportive que je vais vous proposer aura aussi un effet positif sur l'ensemble de vos muscles – donc sur les processus de perte de poids. Si vous avez ou si vous retrouvez une bonne fonction musculaire, vous ne subirez pas de dépôts graisseux. Un muscle qui fonctionne bien absorbe toutes les réserves graisseuses. C'est pour cette raison qu'il faut toujours dénouer ses muscles avant de pratiquer un sport. Sur ce point, nous devrions nous inspirer des Asiatiques, chez qui toute pratique sportive – expression corporelle comme arts martiaux – est précédée d'une phase de détente musculaire. En Occident, on l'oublie trop souvent, et on travaille sur des muscles noués, presque tétanisés. Le résultat peut être catastrophique. J'éprouve toujours des difficultés à faire mesurer les risques de l'activité sportive sur un corps aux muscles noués. Beaucoup de patients n'ont aucune conscience de leur état : c'est seulement sur la table de soins quand, sous la pression de mes doigts, ils éprouvent une vive douleur, qu'ils comprennent qu'ils sont en état d'extrême tension neuromusculaire, et de fatigue.

D'une façon générale, le muscle doit s'adapter au moindre effort : dans le sport que vous allez pratiquer, vous ne devrez jamais aller jusqu'à la fatigue. L'amplitude normale d'un muscle est basée sur sa course externe (muscle étiré au maximum) et sa course interne (contraction maximale). Notez que l'étirement maximal du muscle est très rare, même chez les sportifs très entraînés et bien surveillés diététiquement, en raison des fameux dépôts d'acidité dus à la prise alimentaire trop rapide – nous revenons à la clé n° 2.

Fatigue signifie acidité – donc prise de poids. Combien de fois ai-je observé des gens qui s'astreignaient à faire de la gymnastique ou à courir, mais qui étaient contractés et qui donc, au lieu de maigrir, prenaient du poids ! **Celui qui court pour maigrir et qui force grossit. Celui qui court pour se détendre et se faire plaisir maigrit.**

J'ai souvent constaté, dans mon cabinet, les désastres provoqués par une activité sportive mal choisie, imposée, mal dosée, trop brutale, mal adaptée à l'état physique de la personne. Très souvent, mes malheureux patients avaient suivi les conseils de professionnels, professeurs de gymnastique, en général, thérapeutes, etc., qui leur laissaient entrevoir une perte de poids rapide grâce à la pratique de tel ou tel sport. Mais cela sans aucun examen préalable, et surtout sans recherche de détente.

Comment pratiquer un sport d'endurance ?

Pour fortifier votre système cardio-vasculaire et vous maintenir, définitivement, à votre poids de forme grâce à un sport d'endurance, je recommande de prendre les précautions suivantes :

– Attendez deux ou trois heures après le repas. Pendant la digestion, le sang est détourné du cerveau et du corps, et concentré dans l'appareil neurovégétatif.

– Buvez pendant l'effort, et après si vous avez soif. Sinon, vous risquez la déshydratation et, à la longue, une fonte du muscle, une perte de tonicité musculaire, l'apparition de crampes, et de courbatures le lendemain. (Attention aux boissons glacées avant, pendant et après l'effort ; il se produit une contraction de l'estomac génératrice d'une hypersécrétion de sucs gastriques, et éventuellement des variations du rythme cardiaque.)

– Échauffez-vous (voir p. 146), afin de préparer vos muscles, vos articulations, et votre cœur. Ces exercices d'échauffement comprennent : des moulinets et des étirements des bras et quelques flexions et étirements des jambes pour assouplir et décontracter les muscles.

– Ne commencez que si vous en avez vraiment envie. Si votre seule motivation est de perdre du poids, abstenez-vous. Pas de plaisir = pas de détente = pas d'amaigrissement.

– Commencez doucement. N'oubliez pas que c'est le rythme régulier, sur la durée, qui va être bénéfique. Donc pas de recherche de performances. Si vous avez bien intégré ma méthode de respiration-détente (clé n° 1), vous constaterez que l'exercice physique vous est devenu plus facile, et que vous y prenez plus de plaisir (en outre, vous avez déjà maigri, ce qui facilite les choses).

– N'allez jamais jusqu'à la fatigue. Arrêtez-vous au premier signe et buvez si vous avez soif. Ne forcez jamais car si un mouvement, même bien conçu, déclenche une douleur, c'est un signe d'alarme qui annonce que l'organisme n'est pas encore adapté à ce mouvement : souffrance = prise de poids.

– Essayez, en marchant, en courant, en nageant ou à vélo, de garder un rythme constant (même lent au début) réglé sur celui de votre respiration. Si vous pratiquez un sport avec une personne plus entraînée, ne vous laissez pas imposer sa cadence. C'est la respiration qui donne le tempo, et non pas les jambes.

– N'arrêtez pas brutalement. Durant l'activité physique, le sang circule dans tout le corps, et particulièrement dans les membres. En cas d'arrêt subit, le sang n'a pas le temps de revenir au cœur ni au cerveau, qui peut manquer un moment d'oxygène : risque d'étourdissement ou de malaise.

Quel sport d'endurance ?

Les quatre sports d'endurance que je vous propose sont accessibles à tous : on peut marcher, courir ou faire du vélo n'importe où, et les piscines sont aujourd'hui très nombreuses et guère onéreuses. Ces quatre sports se complètent, et on peut passer de l'un à l'autre sans inconvénient. On peut aussi les alterner.

La marche et le jogging

L'idéal est de faire de la marche vingt à trente minutes après chaque repas. L'important est de marcher chaque jour de une heure à une heure et demie (on peut, par exemple, sauter quelques stations de métro et d'autobus, ou garer sa voiture à distance).

Soignez votre équipement et portez une attention particulière aux chaussures, qui jouent le rôle d'amortisseurs – surtout si vous avez (encore) quelques kilos à perdre. (Vous pouvez avoir une paire de chaussures de marche dans un coin, sur votre lieu de travail.) De bonnes chaussures peuvent éviter des douleurs articulaires et musculaires des

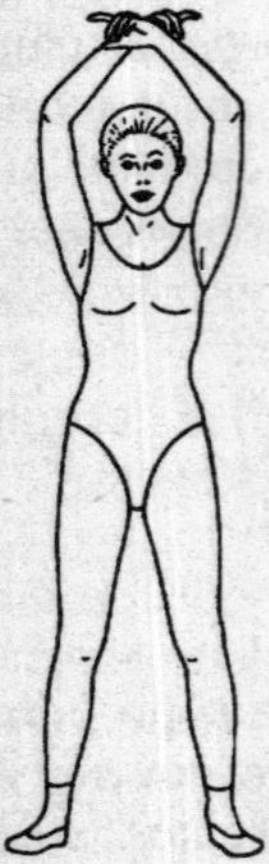

Comment s'échauffer ?

Moulinets des bras
Pour ouvrir la cage thoracique et libérer les poumons.
Debout, jambes écartées, ventre rentré, fesses serrées.
3 moulinets (grands cercles avec les bras) sur l'inspiration, 3 moulinets sur l'expiration dans un sens, même chose dans l'autre sens.
Trente secondes à une minute.

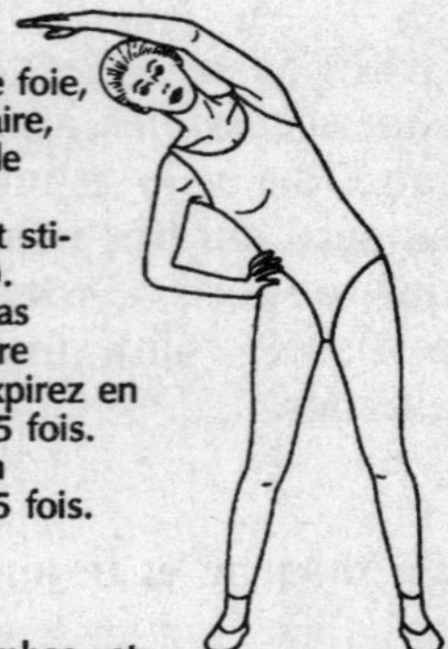

Étirements
Pour décongestionner le foie, stimuler la vésicule biliaire, éviter le fameux point de côté (à droite).
Pour décongestionner et stimuler la rate (à gauche).
Inspirez en étirant le bras droit et en inclinant votre corps vers la gauche, expirez en revenant à la verticale, 5 fois.
Puis inversez la position des bras, bras gauche, 5 fois.

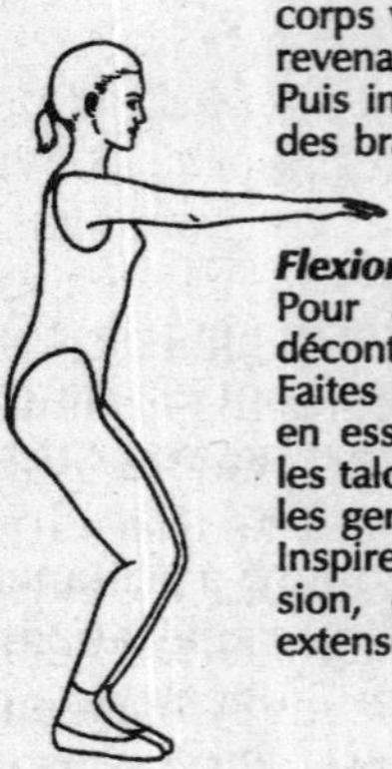

Flexions
Pour assouplir les jambes et décontracter les muscles.
Faites 10 flexions sur les jambes en essayant de ne pas décoller les talons du sol. Les chevilles et les genoux serrés, dos droit.
Inspirez sur une flexion-extension, expirez sur une flexion-extension.

pieds, des chevilles, des genoux, du bassin et de la colonne vertébrale. Les semelles extérieures seront épaisses pour amortir les chocs ou les différences de niveau ; le revêtement intérieur sera cambré, avec un profil surélevé au niveau du talon pour soulager le tendon d'Achille et répartir le poids du corps sur l'ensemble du pied. Mettez des bonnes chaussettes – les grands marcheurs et joggeurs portent souvent deux paires de chaussettes pour éviter les ampoules. Je conseille de courir, au début, sur des terrains mous, chemins de terre ou sous-bois par exemple... dans la mesure du possible.

Les femmes devront toujours porter un soutien-gorge car, quand elles perdent du poids, leur poitrine perd du volume ; elles doivent soutenir leurs seins pour éviter les traumatismes liés aux secousses. Je vois souvent dans mon cabinet de belles poitrines « cassées » par le jogging, la gymnastique aérobic ou des sports violents. En revanche, évitez le port d'une gaine, qui comprime le ventre et l'empêche de se muscler naturellement.

Portez en général des vêtements amples, de préférence en coton, qui laissent respirer la peau et évitent les irritations. Vous transpirerez en marchant, en courant ou à vélo. Lavez vos sous-vêtements chaque soir. Évitez absolument les vêtements en matière plastique. Contrairement à la légende, ils ne font pas maigrir et ils sont dangereux : la matière isolante empêche l'oxygénation de la peau, la transpiration ne peut s'évaporer, le gaz carbonique intoxique le sang, le corps ne peut se rafraîchir ; la température corporelle augmente avec le risque d'incidents : malaise, coup de chaud, accident cardiaque, fatigue cardiaque. On perd la tonicité musculaire, avec un risque de ramollissement des tissus – et d'infiltration cellulitique. Perte d'eau instantanée et, le lendemain, prise de poids.

En marchant, gardez le dos droit, la poitrine dégagée, le ventre souple. La marche fait travailler les abdominaux, mieux que dans une salle de gymnastique.

Les bienfaits de la marche vont très vite vous apparaître : votre tension va se régulariser, l'excédent de sucre éventuel dans le sang va diminuer, de même que le cholestérol – et l'acidité va régresser, renforçant les mécanismes d'amaigrissement. En marchant, en famille ou avec des arnis, on parle, et ces échanges peuvent avoir les effets positifs d'une véritable psychothérapie.

Pour moi, la marche est le meilleur et le plus complet des sports. Dans mon programme de perte de poids, elle joue un rôle très important. Même si vous ne pouvez pas vous changer totalement sur votre lieu de travail, une bonne paire de chaussures suffira à vous permettre d'aller effectuer votre marche quotidienne.

Le jogging doit être réservé aux personnes entraînées et qui, grâce à mes premières clés, ont déjà atteint leur poids de forme. Chez les personnes non entraînées, un peu fortes, le jogging tasse les articulations en nouant les muscles et fatigue le cœur. De plus, la transpiration, souvent excessive, n'est qu'une perte d'eau, de sels minéraux – et non de graisses. Déshydraté, on boit et, sur la balance, on revient au point de départ – fatigue en plus.

Je vous rappelle donc qu'il ne faut jamais courir pour perdre du poids. Cet espoir est vain, et peut être dangereux.

Le vélo

Le vélo est devenu un véritable phénomène de société. Vous pouvez le pratiquer n'importe où, en toute saison, par tous les temps. La technique ayant fait de gros progrès, vous trouverez facilement un vélo qui vous convienne.

Trois précautions :

– Veillez à ce que le guidon soit assez haut afin de ne pas prendre une position trop courbée.
– Choisissez des chaussures antidérapantes, style tennis.
– Mettez un coupe-vent qui s'ouvre et se ferme facilement car, à vélo, on transpire vite, et on peut attraper froid.

Pour tirer un bénéfice d'un trajet à vélo, vous devrez pédaler – sans fatigue, n'oubliez pas – de quarante minutes à une heure au minimum. En cas de fatigue, ralentissez. Vous pouvez parcourir de quinze à trente kilomètres en terrain plat. En cas de côte ou de raidillon, n'hésitez pas à mettre pied à terre.

S'il y a du vent, partez face au vent pour l'avoir avec vous au retour. Si vous faites de grandes randonnées, pensez à boire avant, pendant et après le parcours, et emportez une collation en cas de fringale : tartine de pain complet, chocolat noir ou banane. (Évitez pâtisseries et barres caramélisées).

Changez-vous à l'arrivée, prenez une douche, et faites quelques mouvements d'étirement des jambes et des bras pour éviter les courbatures !

Le vélo d'appartement ou de salle de gymnastique

Je le déconseille car, sans le bénéfice du grand air, de la nature, il devient une suite de gestes automatiques qui n'apportent pas d'harmonie entre le corps et l'esprit. En outre, ces vélos à la mode sont très souvent équipés de compte-tours, de compteurs de vitesse ou de dépenses de calories, voire de simulation de côtes. Ces véhicules immobiles poussent à l'effort excessif, au forcing, ce qui est à l'opposé de ce que je recherche. Ils sont générateurs de fatigue. Et, comme je l'ai souvent dit, toute fatigue est à l'origine d'un dysfonctionnement du système neurovégétatif. Le vélo d'appartement vous fatiguera et ne vous fera pas maigrir. Si, en transpirant, vous perdez quelques grammes, vous les reprendrez vite sans bouger. Nous sommes à des kilomètres de notre véritable objectif !

La natation

N'attendez pas l'été pour nager – et n'attendez pas de savoir nager pour vous mettre à l'eau.

L'eau apaise le corps, l'esprit, et elle a la vertu de combattre la fatigue. Je ne vous demande pas de vous épuiser en additionnant les longueurs de bassin. Nagez à votre rythme, vingt à trente minutes, sans vous arrêter, en ralentissant en cas de besoin. Toutes les nages conviennent, mais vous devez savoir que la meilleure nage, sur le plan cardiaque, musculaire et respiratoire, est le dos crawlé.

Dans l'eau, faites quelques étirements en appuyant votre dos contre la paroi du bassin et, tout en respirant doucement, massez-vous le ventre (voir page 170). Vous pouvez aussi suivre un cours d'aquagym ; il y en a maintenant dans la plupart des centres de thalassothérapie et dans les villes thermales, mais aussi dans beaucoup de piscines municipales. Mais attention, il y a danger si vous souffrez du dos : les mouvements que vous allez faire peuvent augmenter le mal sans que vous en ayez conscience. Comme une drogue, l'eau ne supprime la douleur que sur le moment.

Si le bassin est équipé de jets, restez à bonne distance, et pas plus de quelques minutes. Attention aux jets dirigés vers le ventre, qui peuvent engendrer des troubles intestinaux.

C'est l'eau qui remplace le mieux la main du thérapeute. En matière de tonification cardiaque, de détente, de besoin d'améliorer souffle et endurance – et d'amaigrissement –, son rôle est irremplaçable. L'idéal est de nager au moins une fois par semaine – entre deux marches ou deux randonnées à vélo.

*
* *

Fortifier votre système cardio-vasculaire d'une façon ou d'une autre – si possible en pratiquant dans la détente un sport d'endurance –, renforcer du même coup votre tonus musculaire, vos poumons, votre colonne vertébrale, c'est rester dans le droit-fil de ma méthode d'amaigrissement. Et s'y installer de façon durable.

Vous avez maintenant accès à un nouveau domaine du bien-être. Combien de fois ai-je observé, au cours de mes stages de remise en forme, que des personnes présentant une surcharge pondérale, et n'ayant jamais pratiqué d'activité d'endurance bien guidée, découvraient soudain les plaisirs du sport, la joie de l'effort et la perte de poids qui s'ensuivait. Je pense que, plus léger, vous vous sentez mieux. Mais vous n'avez pas encore fini ce voyage à l'intérieur – et à l'extérieur – de vous-même.

Surveillez vos pulsations cardiaques

L'exercice améliore le fonctionnement de tous nos muscles, et donc du muscle principal de notre organisme : le cœur.

En mesurant le pouls au repos, nous avons une idée précise de l'état de notre système cardio-vasculaire. Prenez votre pouls le matin au réveil car une simple émotion, la moindre agitation physique modifient les battements de notre cœur.

Dès que vous pratiquez un activité sportive, votre cœur pompe beaucoup plus de sang. Pour connaître votre condition physique (la capacité de votre cœur et de vos muscles à utiliser l'oxygène pour produire de l'énergie), prenez votre pouls (votre rythme cardiaque) au repos, avant le sport, puis comptez vos pulsations immédiatement après l'activité physique, puis après le temps de récupération (entre trente minutes et une heure).

Le pouls varie d'une personne à l'autre et d'un sexe à l'autre. Les femmes ont un pouls généralement plus rapide que les hommes. Le rythme cardiaque augmente avec l'âge.

Comment prendre son pouls ?

Contrairement à ce que certains pensent, prendre son pouls est très simple. Il suffit de chercher les battements au niveau du poignet ou à l'artère du cou.

À la base du pouce, au pli du poignet, appuyez légèrement le pouce opposé.

Avec une montre-chrono, comptez les battements sur quinze secondes et multipliez par quatre pour obtenir les battements d'une minute.

Exemple : 10 pulsations en quinze secondes = 40 pulsations en une minute.

C'est le rythme cardiaque des grands champions.

Si votre pouls au repos dépasse 100 pulsations par minute, attention, consultez votre médecin.

Inscrivez vos résultats sur ce tableau et dans votre petit carnet

Date	Pouls le matin	Pouls avant le sport	Pouls après le sport	Pouls après la récupération

À mesure que vous suivez mon programme de sport d'endurance (à votre rythme, sans forcer, en améliorant vos scores, sans chercher la performance), vous améliorez du même coup votre condition physique et votre pouls devient plus lent, plus régulier. Vous fortifiez votre système cardio-vasculaire en garantissant à vie le maintien de votre poids idéal.

Grâce au tableau de la page suivante, comparez votre niveau à celui d'un homme ou d'une femme de votre âge.

	Pouls au repos				***Pouls trente secondes après le sport***			
Âge	20-30	30-40	40-50	+ 50	20-30	30-40	40-50	+ 50
Hommes Excellent	59 ou –	63 ou –	65 ou –	67 ou –	74	78	80	83
Femmes Excellent	71 ou –	71 ou –	73 ou –	75 ou –	86	86	88	90
Hommes Bon	60 69	64 71	66 73	68 75	76 84	80 86	82 88	84 90
Femmes Bon	72 77	72 79	75 79	77 83	88 92	88 94	90 94	92 98
Hommes Moyen	70 85	72 85	74 89	76 89	86 100	88 100	90 104	92 104
Femmes Moyen	78 95	80 97	80 98	84 102	99 110	95 112	96 114	100 116
Hommes Mauvais	86 et +	86 et +	90 et +	90 et +	102 et +	102 et +	106 et +	106 et +
Femmes Mauvais	96 et +	98 et +	99 et +	103 et +	112 et +	114 et +	104 et +	118 et +

Cadence maximale de pouls pendant un exercice physique

Âge	20-30	30-40	40-50	+ 50
Hommes et femmes	170	160	150	140

Attention ! Veillez à ne pas dépasser ces chiffres.

Attention ! Cinq minutes après un exercice ou un sport, si votre pouls dépasse 120 pulsations, cela signifie que l'effort est trop violent pour une personne de votre condition physique.

À chaque vertèbre correspond un organe

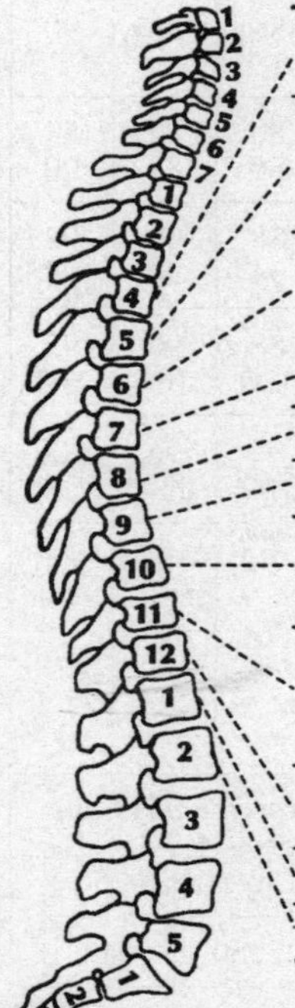

ORGANES INNERVÉS CORRESPONDANT À CHAQUE VERTÈBRE	SYMPTÔMES RÉSULTANT D'UN « BLOCAGE » (SUBLUXATION) VERTÉBRAL
VÉSICULE BILIAIRE ET SES CANAUX	TROUBLES DE LA VÉSICULE
FOIE - PLEXUS SOLAIRE	TROUBLES DU FOIE - ANÉMIE - MAUVAISE CIRCULATION - ARTHRITE - HYPOTENSION
ESTOMAC	DIVERS TROUBLES DE L'ESTOMAC - DYSPEPSIE - DYSPEPSIE NERVEUSE
PANCRÉAS - DUODÉNUM	DIABÈTE - ULCÈRES - GASTRITE
RATE	TROUBLES HÉMATOPATHIQUES
CAPSULES SURRÉNALES	ALLERGIES
REINS	TROUBLES DES REINS - ARTÉRIOSCLÉROSE - FATIGUE CHRONIQUE
REINS ET URETÈRES	CERTAINES AFFECTIONS DE LA PEAU : ACNÉ - BOUTONS - ECZÉMA - AUTO-INTOXICATION
INTESTIN GRÊLE - CIRCULATION LYMPHATIQUE	BALLONNEMENTS
GROS INTESTIN OU COLON	CONSTIPATION - COLITE
ABDOMEN	CRAMPES

Impossible de maigrir durablement si vous souffrez d'un blocage, d'une compression ou d'un tassement de vertèbres. Un bon dos est, dans la perte de poids, un impératif.

SIXIÈME CLÉ

—

FORTIFIEZ VOTRE VENTRE

- Un bon dos pour maigrir
- Ma gymnastique abdominale
  - Les exercices abdominaux dangereux
  - Les exercices abdominaux pour maigrir
- Massez-vous le ventre
- Les principaux points réflexes des plexus
- La « cellulite »

SIXIÈME CLÉ

FORTIFIEZ VOTRE VENTRE

Pour moi, la « centrale de l'amaigrissement », c'est le ventre. De sa bonne santé et de son bon fonctionnement dépend une bonne assimilation-élimination sans laquelle je ne vois pas de perte de poids concrète et durable. De la santé du ventre dépendent aussi votre équilibre psychologique et votre bonne humeur.

En trente ans d'activité comme thérapeute et ostéopathe, je n'ai jamais vu dans mon cabinet un patient atteint de troubles fonctionnels (maux de dos, insomnie, déprime, spasmophilie, allergies, fatigue) qui ne présentât simultanément des troubles de l'appareil digestif : colopathie, troubles intestinaux, gastrites, diarrhées, constipation, aérophagie, etc.

Le ventre m'a toujours fourni une véritable radiographie de l'état général du patient, de son état physique et moral et m'a mis sur la voie du diagnostic et de la guérison. En soignant le ventre – toujours en priorité –, j'ai guéri comme par miracle, et très vite, d'innombrables troubles fonctionnels et douloureux. En soignant le ventre, j'ai fait disparaître des sciatiques, des lombalgies chroniques, des périarthrites résistant à tous les anti-inflammatoires, et même à la cortisone.

Et tous mes patients maigrissaient. Au début, je n'attachais aucune importance à la perte de poids, concentré que j'étais sur les troubles pour lesquels on était venu me consulter.

– Monsieur Pallardy, je ne souffre plus et, voyez-vous, j'ai perdu cinq kilos.

Je trouvais même déplacé ce genre de remarque :

– Votre perte de poids ne m'intéresse pas. Vous n'êtes pas venu me consulter pour ça ! avais-je coutume de répondre.

Les années passant, je me mis à réfléchir : pourquoi tous mes patients maigrissaient-ils, en y attachant d'ailleurs une énorme importance ? Parce que j'avais enlevé leur douleur en soignant d'abord le ventre. Et que le retour d'un bon fonctionnement du ventre les avait fait maigrir, sans qu'ils aient rien changé dans leur alimentation. Ce « retour d'équilibre » du ventre, ajouté à la détente que mes exercices de respiration leur apportaient, avait fait fondre les kilos superflus. Je l'ai déjà dit, j'ai fini par me passionner pour ce problème. J'accumulai les dossiers, les observations. Et j'arrivai à la conclusion qu'il est vain d'essayer de maigrir sans s'occuper de la bonne santé du ventre. L'alimentation ne passe qu'en deuxième position, quand le ventre a retrouvé une parfaite santé.

D'où l'importance capitale, après avoir réappris la détente, retrouvé de bons rythmes alimentaires et fortifié votre cœur, de fortifier aussi et surtout votre système neurovégétatif en vous occupant de votre ventre. C'est ma sixième clé. Ce que vous allez lire maintenant est d'une importance capitale pour maigrir et vous maintenir toute la vie à votre poids de forme.

Un bon dos pour maigrir

Gardez le dos droit dans toutes vos activités.

Assis, calez bien votre dos au fond de la chaise, ne croisez pas les jambes. Une cyphose dorsale (dos rond) entraîne toujours un ralentissement et un dysfonctionnement des glandes et des organes du système neurovégétatif ; tout particulièrement au niveau du foie, de la vésicule, de l'estomac et du pancréas. L'assimilation-élimination est alors perturbée, même pendant le sommeil.

Une hyperlordose (reins trop cambrés) entraîne les mêmes conséquences – particulièrement sur les intestins et les côlons : inflammation, ballonnements, colopathies, constipation, jambes lourdes et « cellulite », dysfonctionnement du plexus sacré, générateur chez les femmes de règles douloureuses et irrégulières.

Debout, dégagez votre poitrine vers l'avant et restez le menton parallèle au sol. Si vous marchez le dos droit, vous constaterez que votre ventre, en se rentrant, se muscle naturellement.

Un relâchement du ventre trop fréquent entraîne une atrophie musculaire. Privé de ceinture abdominale, votre ventre prend de l'ampleur, gonfle ; la digestion est considérablement ralentie, et une bonne assimilation-élimination devient impossible.

Il sera difficile de reconstituer votre ceinture abdominale, même en pratiquant chez vous, ou en salle de gymnastique, des heures et des heures d'exercices abdominaux sans cultiver votre position « dos droit ». Impossible de retrouver un ventre plat sans cette précaution : votre ventre sera plus tonique – mais toujours gonflé. N'oubliez pas que la structure de votre dos commande, et commandera toujours, le bon positionnement de votre ventre.

Assouplir et détendre le dos

À quatre pattes, jambes légèrement écartées, bras tendus, mains dans le même axe que les genoux.

En inspirant, dégagez la poitrine, amenez la tête dans le prolongement du dos, sans creuser les reins.

En expirant par la bouche, laissez tomber la tête, poussez sur les bras, rentrez le ventre, serrez les fesses et arrondissez le dos en arc de cercle.

Revenez à la position de départ en inspirant.

Faites 2 séries de 5 mouvements à un rythme très lent.

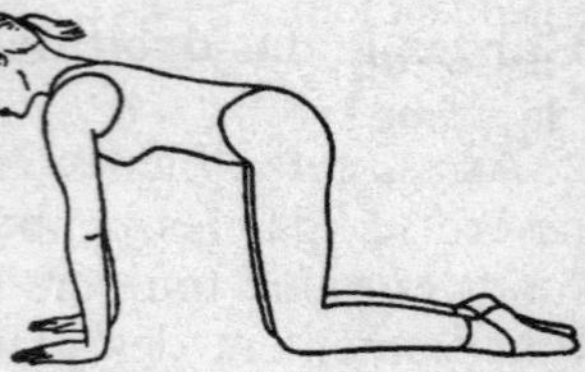

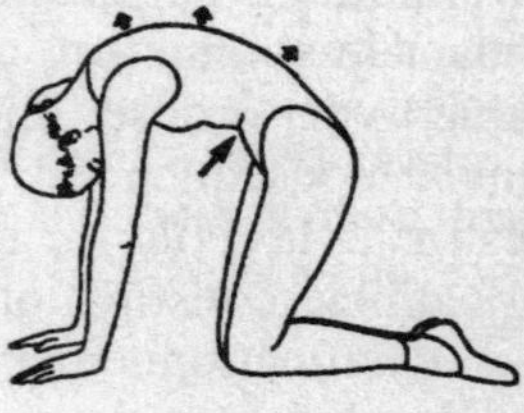

Fortifier et muscler le dos

À genoux, assis sur les talons, dos bien droit, incliné à 45°, nuque longue, mains à plat sur le sol à la hauteur des genoux, bras tendus.

Pendant tout l'exercice, l'inclinaison de votre dos doit rester la même.

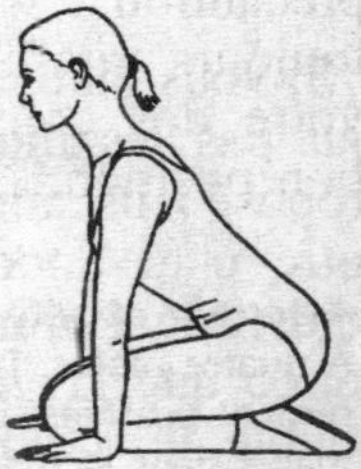

En inspirant, dégagez la poitrine, portez les mains aux épaules, coudes au corps, puis levez les bras très lentement, paumes des mains face à face, étirez les doigts vers le ciel.

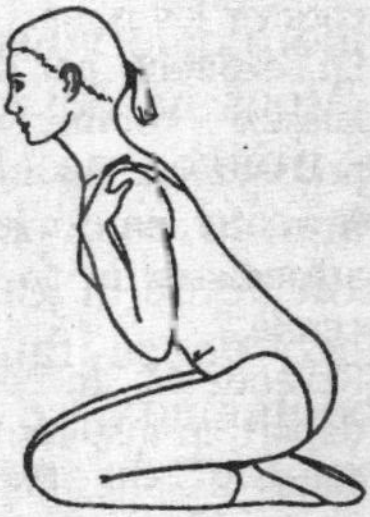

En expirant tout doucement, revenez mains aux épaules, coudes au corps, puis mains à plat au sol dans la position de départ.

Faites 2 séries de 5 mouvements à un rythme très lent.

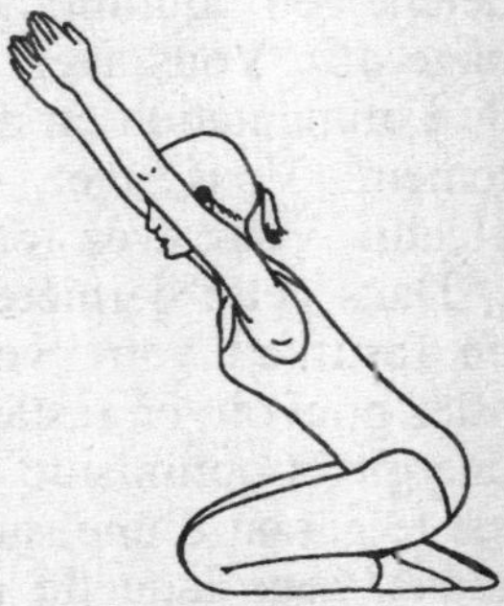

Ma gymnastique abdominale

Si vous mangez toujours rapidement, ne faites surtout pas les mouvements abdominaux que je vous propose ; ils auraient pour conséquence d'aggraver votre état, donc de vous faire prendre encore du poids. Ma gymnastique abdominale ne peut être pratiquée que si votre ventre ne souffre plus d'aucun trouble de colopathie fonctionnelle. Contrairement aux méthodes classiques, la mienne ne peut s'appliquer qu'à un organisme rééquilibré, et dont le système cardio-vasculaire a été fortifié (clé n° 5). C'est à ces conditions que le mouvement de gymnastique abdominale vous sera réellement bénéfique.

Vous ne devrez pas vous sentir coupable si vous ne trouvez pas le temps de faire ma gymnastique. Dans ce cas, pensez simplement à tenir votre dos droit, toute la journée, et en toute circonstance. Vous allez, de ce fait, faire travailler en continuité vos abdominaux, ce qui est très important (mais insuffisant tout de même pour être assuré de garder son poids idéal).

Ma méthode de respiration vous a apporté la détente en équilibrant votre parasympathique (voir page 46). Vous avez réglé votre horloge biologique de l'alimentation en mangeant régulièrement, et lentement. Vous avez équilibré votre terrain acide-alcalin. Vous avez fortifié votre cœur.

Dans cette dernière ligne droite de ma méthode, en fortifiant votre ventre par le mouvement, vous allez pouvoir, en restant à votre poids idéal, retrouver énergie et optimisme. Un bon ventre, je l'ai déjà dit, est le garant d'une santé optimale, surtout psychologique, sans laquelle il n'y a pas d'amaigrissement durable. La gymnastique est un atout supplémentaire pour maigrir, à condition d'être parfaitement adaptée à la personne qui la pratique, à son âge, son poids, son état de fatigue, sa motivation. Elle doit avant tout vous procurer du plaisir, une détente physique et psychologique. La plupart des leçons, ou des conseils, ne prennent pas en compte l'état physique et psychologique. Depuis la mode des gymnastiques supposées amaigrissantes comme l'aérobic, le step, etc., je vois de plus en plus de patientes arriver dans mon cabinet accablées de fatigue, percluses de douleurs, de courbatures, le ventre gonflé, ayant pris – ou repris – du poids à la suite de ces séances sauvages. Alors que toute séance de gymnastique devrait apporter la détente et rendre à chacun son poids de forme.

Ma méthode est basée avant tout sur la conquête de la détente physique et psychologique. Le mouvement doit être bien accepté – et jamais traumatisant.

Quelques précautions à prendre pour pratiquer chez vous ou en salle

– Faites les exercices avant le repas ou trois heures après ; jamais pendant la digestion. Ne sautez pas un repas au profit d'une séance, c'est une aberration (voir clé n° 2).

– N'allez jamais jusqu'à la fatigue, jusqu'à la douleur. N'hésitez pas à vous arrêter, même en salle, y compris si le professeur vous ordonne de continuer : vous avez le droit à la désobéissance.

– Choisissez des vêtements amples et confortables, laissant votre peau s'oxygéner. Pas de matière synthétique.

– Buvez un demi-verre d'eau avant de commencer.

– N'oubliez jamais que ces exercices, qui vous permettront de perdre du poids, ne sont pas faits pour vous faire maigrir. Leur premier objectif est de vous faire plaisir – ce plaisir étant une source de détente et, par effet d'enchaînement, d'amaigrissement.

• ***Chez vous***

– Déroulez un tapis de 2 à 4 centimètres d'épaisseur (on en trouve dans tous les magasins de sport), ou pliez une couverture en quatre, afin que les apophyses épineuses des vertèbres – les pointes osseuses dépassant du dos – ne heurtent pas une surface dure, déclenchant, à la longue, des microtraumatismes générateurs de subluxations vertébrales. Je vois souvent des patients qui font une excellente gymnastique sur leur moquette, et qui souffrent paradoxalement de cervicalgie, dorsalgie, lombalgie, sciatique chronique, rebelles à tout traitement. Un tapis de 2 à 4 centimètres d'épaisseur leur aurait évité ces troubles.

– Aérez la pièce réservée aux exercices. La température doit être inférieure à 17 °C.

– Commencez par cinq respirations-détente (clé n° 1).

Chaque séance ne doit pas dépasser cinq à sept minutes. Vous pouvez la répéter plusieurs fois dans la journée.

• ***En salle***

– N'arrivez pas à la salle stressé car, dans ce cas, vous commenceriez les exercices avec les plexus du système neurovégétatif bloqués ; vous ne feriez qu'augmenter votre fatigue, par conséquent votre poids. (Sept personnes sur dix, en salle, commencent le cours en état de stress, muscles noués, d'où crampes et fatigue du cœur.)

– Arrivez quinze minutes avant le cours. Respirez, détendez-vous et pratiquez quelques mouvements d'élongation et d'assouplissement.

– Dirigez-vous vers un cours « spécial abdominaux », qui doit néanmoins également faire travailler tous les autres groupes musculaires, en particulier ceux du dos. Inversement, une gymnastique du dos n'est efficace que si elle s'occupe aussi de la musculation du ventre.

– Pendant le cours, gardez votre propre rythme – ne vous préoccupez pas de votre voisin, peut-être plus entraîné que vous. Le professeur doit se déplacer, corriger vos faux mouvements, calmer un rythme trop rapide, vous encourager ; il ne doit jamais vous obliger à forcer.

– N'hésitez pas à confier au professeur avant le cours vos problèmes personnels (mal de dos, essoufflement, douleurs articulaires ou problèmes psychologiques). Un bon professeur doit être un guide – et non un tortionnaire.

Les exercices abdominaux dangereux

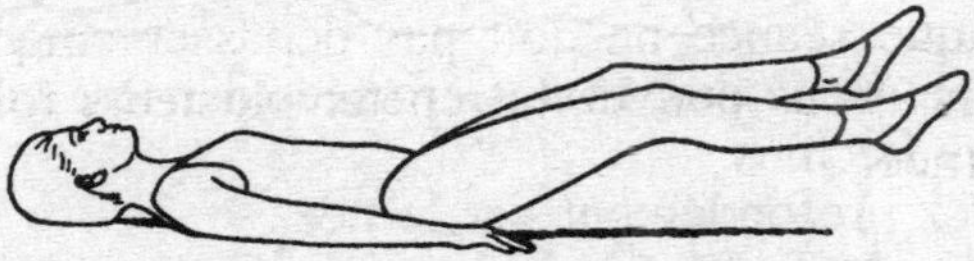

Proscrire les exercices abdominaux avec les jambes au ras du sol (battements, ciseaux).

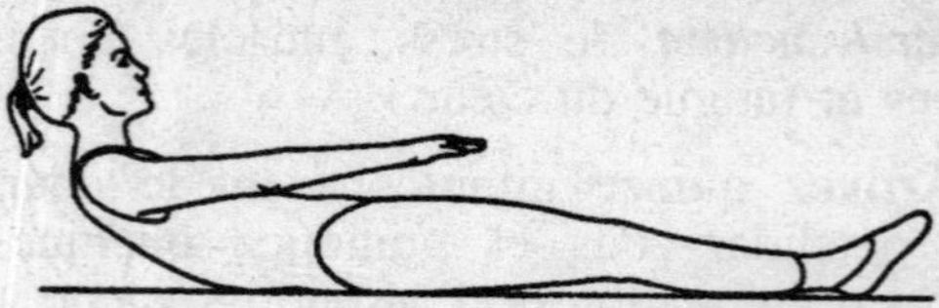

Proscrire toutes les flexions du buste en position allongée, jambes tendues au sol.
Zone interdite : entre 120 et 180° séparant le buste des jambes.

Pratiquer ces exercices dans d'aussi mauvaises positions comporte des risques de lombalgie chronique, de sciatique, de hernies inguinale et hiatale, et perturbe le système neurovégétatif – d'où prise de poids.

Les exercices abdominaux pour maigrir

Tonifier

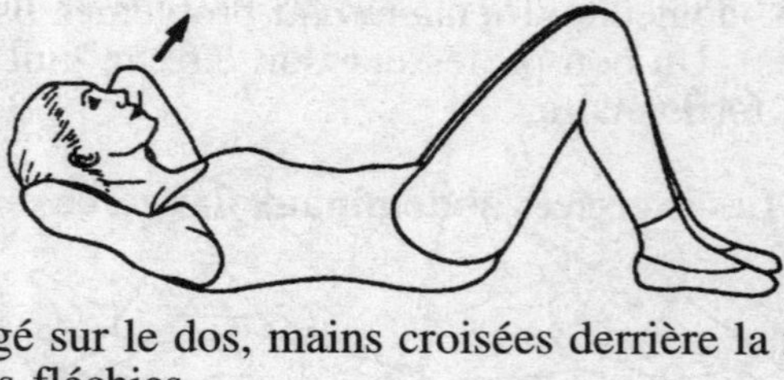

Allongé sur le dos, mains croisées derrière la nuque, jambes fléchies.
Inspirez profondément par le nez.
Puis, en expirant par la bouche, soulevez le buste, menton vers le ciel. Faites 3 séries de 10.
Rythme lent.

Fortifer le ventre

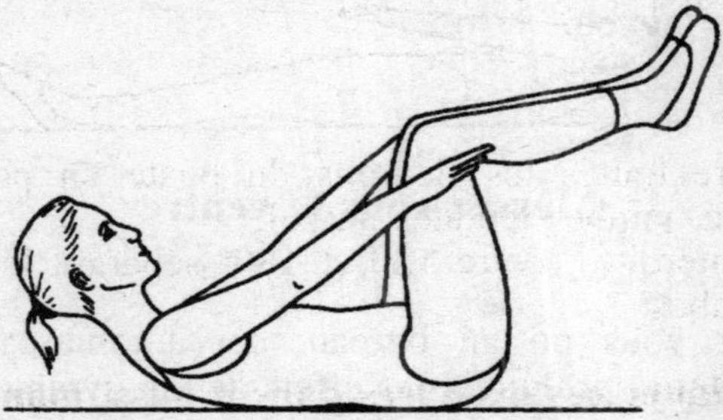

Allongé sur le dos, bras le long du corps, jambes fléchies, cuisses à 90º. Vous pouvez croiser vos chevilles.
Inspirez par le nez.
Puis, en expirant par la bouche, soulevez le buste vers les genoux, bras tendus.
Inspirez, posez le dos au sol en douceur...
Faites 3 séries de 10.
Rythme moyen.
Variante avec les mains croisées derrière la nuque.

Affiner la taille

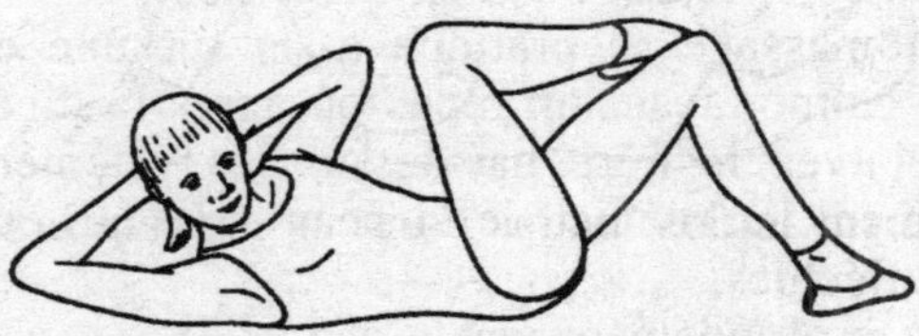

Allongé sur le dos, mains croisées derrière la nuque, coudes écartés, jambe gauche fléchie, cheville droite posée sur le genou gauche.
Inspirez par le nez.
Puis, en expirant par la bouche, amenez le coude gauche sur le genou droit.
Posez votre dos en douceur.

Inspirez.
Faites 3 séries de 10 sur chaque jambe.
Rythme moyen.

Massez-vous le ventre

Chez vous ou au bureau, cet automassage va compléter et prolonger les effets de ma gymnastique. Vous pouvez le pratiquer une, deux ou trois fois par jour. Il est facile à faire, et ne présente aucun danger. En Asie, les époux, les frères et sœurs, les amis n'hésitent pas à se masser entre eux ou à pratiquer l'automassage. Je regrette qu'en Occident des barrages, sans doute d'origine religieuse, rendent ces pratiques culpabilisantes. Curieusement, on n'éprouve aucune retenue à se baigner presque nu, sans soutien-gorge, à danser de façon érotique, mais on garde la pudeur du contact de la peau. Je souhaite que l'automassage devienne chez nous une discipline corporelle comme les autres – et qu'on cesse d'avoir honte de son ventre, ou d'en avoir peur.

L'automassage se pratique assis sur une chaise, dans le calme, avant un repas ou après la digestion. Vous pouvez le faire par-dessus les vêtements ou directement au contact de la peau – ce qui est plus efficace.

La préparation :

– Commencez par des manœuvres d'effleurement du ventre avec les deux paumes des mains dans le sens des aiguilles d'une montre. Durée : trente secondes.

– Continuez par des manœuvres de malaxage. Vous saisissez la peau du ventre des deux mains et vous la malaxez (la pétrissez) comme une pâte à pain. Déplacez vos mains afin de pétrir toute la région du ventre. Ne pincez pas, les pouces et les doigts doivent toujours rester au contact de la peau.

Durée : trente secondes.

La préparation est terminée. Commence l'auto-massage proprement dit.

Manœuvres de pincé-roulé :

Prendre la peau entre le pouce, l'index et le majeur, la décoller légèrement et la rouler entre les doigts en douceur. En principe, le pli cutané que vous avez entre les doigts ne devrait pas dépasser 1 à 2 centimètres d'épaisseur suivant l'endroit. S'il est plus épais, c'est que vous n'avez pas encore atteint votre poids idéal.

Cette manœuvre est plus délicate, plus performante ; vous allez trouver des endroits très douloureux que vous allez pincer plus fortement, et pétrir. Vous allez ressentir une sensation de brûlure plus ou moins forte suivant l'état des organes en profondeur. Pourquoi ? Parce que vous êtes sur le point exquis, toujours enrobé d'un amas de cellulite, d'un plexus (un plexus est un point très précis, minuscule, situé le long d'un méridien. Il correspond toujours à une glande ou à un organe. Voir page 173). La douleur est un signal d'alarme qui indique un dysfonctionnement de la glande ou de l'organe sous vos doigts. Vous allez les décongestionner, les stimuler et les fortifier.

Ces pincés-roulés ont pour but de faire disparaître tout amas cellulitique, de libérer les plexus et de donner une bonne santé à l'ensemble du ventre (voir « La "cellulite" », page 174).

Faire trois ou quatre manœuvres de pincés-roulés de vingt secondes chacune.

Manœuvres de vibration-pression :

En inspirant sur cinq à six secondes, posez les mains à plat sur le ventre autour du nombril, et pratiquez des vibrations.

En expirant, enfoncez le bout des doigts au plus profond du ventre, en arrondissant le dos au maximum et en rentrant le ventre, pendant cinq à sept secondes. Insistez sur les zones douloureuses.

*

* *

Un peu de temps et d'expérience sont nécessaires pour apprendre à pratiquer l'automassage de façon efficace. Mais après quelques tâtonnements vous y arriverez, j'en suis persuadé. Ainsi, vous fortifierez votre système neurovégétatif, essentiel pour votre perte de poids.

Les principaux points réflexes des plexus

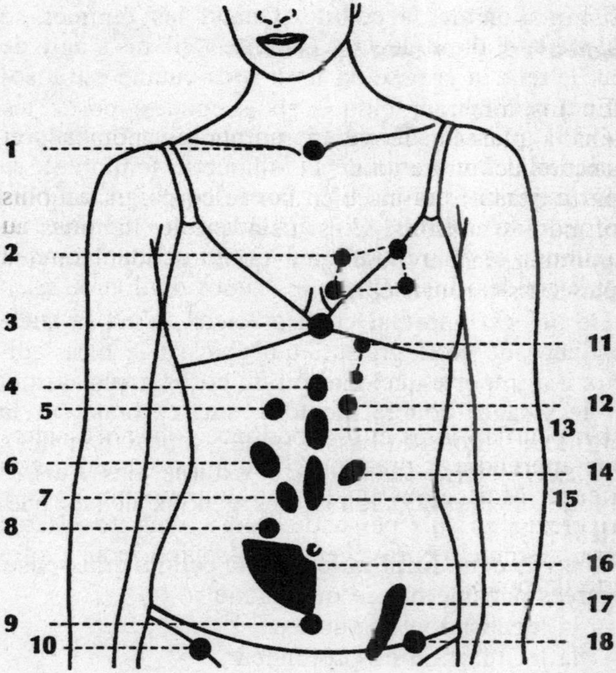

1 ANXIÉTÉ
2 PLEXUS CARDIAQUE
3 CARDIA
4 PLEXUS SOLAIRE
5 SPLANCHNIQUE DROIT
6 VÉSICULE BILIAIRE
7 VOIES BILIAIRES INFÉRIEURES
8 DUODÉNUM
9 PLEXUS HYPOGASTRIQUE
10 REIN DROIT
11 POINTS NEURO-VÉGÉTATIFS
12 SPLANCHNIQUE GAUCHE
13 FOIE
14 PANCRÉAS
15 ESTOMAC
16 CÔLON ASCENDANT
17 CÔLON DESCENDANT
18 REIN GAUCHE

La « cellulite »

Ce terme est impropre et mal choisi, car il signifie inflammation de la cellule. Quand les femmes se plaignent d'avoir de la « cellulite », il ne s'agit de rien de tel : la graisse du tissu sous-cutané est absolument normale.

Cette graisse, suivant la morphologie de la personne (elle fait partie de la silhouette féminine), se répartit plus ou moins bien sur le corps, et toujours aux mêmes endroits. C'est cela que les femmes ne supportent pas et pour cela qu'elles sont souvent prêtes à tout pour l'éliminer.

Ce qui est anormal et disgracieux, c'est la surabondance de cette graisse, qui épaissit le tissu adipeux à n'importe quel endroit du corps, mais surtout sur le visage (double menton), sur les bras, sur la poitrine et autour du bassin (taille, ventre, hanches), sur les fessiers, sur la face externe des cuisses (culotte de cheval), autour des genoux et des chevilles.

Il existe deux localisations de la cellule graisseuse, séparées par une mince membrane :

– la localisation en surface ;
– la localisation en profondeur.

Avec une bonne hygiène de vie, une alimentation équilibrée, la femme perd en priorité la « cellulite » superficielle. La graisse profonde est plus difficile à perdre et le célèbre chirurgien Raymond Vilain disait : « Ce sont de véritables comptes en banque bloqués. » Pensait-il avec humour à tout l'argent (souvent des fortunes) que dépensent certaines femmes exploitées par des commerçants ou des charlatans qui déballent toute leur panoplie « anticellulite » ? Les attrape-nigauds ne manquent pas : crèmes, pommades, traitements locaux (ionisation, infrarouges, laser, infiltrations, mésothérapie, multipiqûres, pressiothérapie, etc.). Aucun thérapeute, aucun médecin digne de ce nom ne pratique ce genre de soins toujours voués à l'échec, souvent dangereux et qui abusent en tout cas de la crédulité des patientes.

Il faut aussi parler de la liposuccion, qui s'attaque à la graisse située en profondeur. Cette technique d'aspiration de la graisse n'est justifiée qu'exceptionnellement, pour des femmes très fortes ou présentant des anomalies disgracieuses de la silhouette, et après qu'elles ont déjà perdu du poids et stabilisé leur métabolisme. Malheureusement, les femmes croient trop souvent aux miracles et font rarement preuve de bon sens pour leur poids et leur « cellulite ».

J'ai souvent constaté le désastre provoqué par tous ces traitements : peau en forme de tôle ondulée, distendue et flasque, cicatrices inesthétiques avec des adhérences entraînant de graves problèmes psychologiques (dépression, sentiment de culpabilité). Beaucoup de femmes se sentent frustrées, trompées, meurtries dans leur chair et dans leur esprit.

Comment mesurer son pli cutané ?

Il est facile de mesurer le pli cutané. Saisissez la peau entre le pouce et l'index, à la base des côtes, sur le ventre, sur le bras ou sur la cuisse. Le pli cutané ne doit pas dépasser 1 à 2 centimètres d'épaisseur. Si tout est normal, la peau est libre et souple. Si le pli est plus épais, que l'on constate l'aspect de peau d'orange et si cette manœuvre déclenche une douleur, c'est qu'il existe une infiltration de graisse ou une inflammation du tissu conjonctif (« cellulite ») plus ou moins importante. C'est le signe d'une tension nerveuse ou d'une grande fatigue, mais cela indique aussi que certains organes, viscères ou plexus, fonctionnent mal ou au ralenti depuis plusieurs mois, parfois plusieurs années, car l'infiltration cellulitique ne se produit pas du jour au lendemain.

Comment combattre la « cellulite »

La « cellulite » se forme de l'intérieur à cause d'une mauvaise assimilation-élimination, en infiltrant nos cellules de graisse. C'est donc par l'intérieur qu'il faut la combattre, et non par des agents extérieurs comme dans la quasi-totalité des traitements.

Un état de nervosité ou d'angoisse permanent perturbe, nous l'avons vu, tout le système neurovégétatif, déréglant l'assimilation et surtout l'élimination. Le foie, par le canal du sang, jouera mal son rôle et le flux sanguin, alourdi, chargé de toxines, déposera les résidus graisseux dans le tissu conjonctif. Les cellules, alors, prendront du volume, et c'est la « cellulite ».

Toutes mes patientes dont le ventre allait mieux, dont les troubles neurovégétatifs avaient disparu, ont perdu du poids ; elles ont vu du même coup disparaître leur infiltration cellulitique, sans que je traite ni cuisses ni jambes.

Des massages doux, profonds et non traumatisants pour le tissu conjonctif, ou des drainages lymphatiques peuvent faciliter et améliorer la circulation sanguine et lymphatique en apportant, après le traitement, une sensation de légèreté, de bien-être, une diminution du volume du tissu conjonctif, mais en aucune façon ces traitements, massages ou drainages, n'attaqueront le noyau de la cellule graisseuse. Et, tant que ce noyau ne sera pas disscus, il n'y aura aucun effet satisfaisant et durable sur la « cellulite », donc sur l'amaigrissement.

Par expérience, je ne masse jamais la « cellulite ». Souvent, les patientes qui ont les cuisses et les jambes lourdes me le demandent et s'étonnent de mon refus.

Je me contente de traiter toujours le ventre et le dos simultanément. Je m'intéresse à la santé de mes patientes, au bon déroulement de l'assimilation et de l'élimination. Je fortifie les intestins, décongestionne le foie, stimule la vésicule biliaire et le pancréas pour les renforcer dans leurs fonctions.

Et, comme par miracle, les jambes dégonflent, la « cellulite » disparaît.

Et c'est avec ma méthode, détente et santé du ventre et du dos, que mes patientes retrouvent un corps mince, tonique et en pleine santé.

Avertissement aux femmes

Les femmes doivent savoir que, même quand elles auront retrouvé et stabilisé leur poids de forme, pourra subsister à certains endroits – autour des hanches, des genoux... – un tissu graisseux dû au stockage physiologique normal. Il constitue leurs réserves. Cela fait partie du caractère génétique de la femme et il faut l'accepter, c'est une question de bon sens, de bonne santé, et de survie. Il est extrêmement dangereux de chercher à l'éliminer à tout prix. Même chez les femmes très maigres, on trouve ce tissu adipeux.

Trop de femmes veulent par tous les moyens supprimer cette « cellulite » (coupe-faim, diurétiques, prise d'anorexigènes, liposuccion, multipiqûres, ionisation, drainage lymphatique, repas de substitution, massages anti-cellulitiques, etc.). Elles présentent toutes les mêmes symptômes : fatigue intense, grande irritabilité, nervosité, état dépressif, et souvent dépression, teint livide, peau ridée, corps flasque, ventre spasmé et ballonné, constipation, règles douloureuses ou inexistantes, et frigidité.

Dès qu'elles constatent les premiers effets de ma méthode, elles abandonnent toutes ces idées fausses sur la « cellulite » et ses prétendus traitements. Et bientôt, tonifiées, amincies, bien dans leur tête, elles se redécouvrent belles et désirables.

Bien souvent, j'ai entendu des patientes me dire qu'en perdant quelques kilos, elles avaient retrouvé, avec une nouvelle image d'elle-même, l'accès à un plaisir sexuel qu'elles se refusaient par complexe ou par culpabilité. C'est comme si elles s'étaient débarrassées d'une angoisse, d'un blocage psychologique qui les étouffaient et les maintenaient à l'écart du plaisir et de l'épanouissement. Quelques kilos perdus, dans de nombreux cas, ont été à la source d'une réconciliation dans un couple et d'une nouvelle harmonie.

BILAN 3

Bilan de la troisième semaine

Pendant les deux premières semaines, vous avez concentré votre attention sur la détente par ma méthode de respiration, sur vos nouveaux rythmes alimentaires, vous avez mieux compris le système complexe de l'assimilation-élimination. Vous percevez mieux vos tolérances et intolérances alimentaires. Vous avez prolongé les effets amaigrissants de ces premières clés en fortifiant votre cœur et votre ventre.

- Il se peut, si votre organisme est très fatigué et depuis longtemps, que le processus d'amaigrissement ait été plus long à démarrer. Ne vous inquiétez pas. Lorsque le processus démarre, il se poursuit régulièrement.
- Si rien ne s'est passé dans les trois premières semaines, n'abandonnez pas. Ne dites pas « j'arrête ». Continuez.
- Si vous vous sentez trop fragile, si vous manquez de confiance en vous, vous avez besoin de vous faire aider. C'est le moment. Un soutien

psychologique, amical ou familial, est souvent indispensable.

- Si vous perdez régulièrement du poids sans fatigue, dans la détente, continuez jusqu'à votre poids de forme.
- Quand vous serez arrivé à votre poids de forme – celui où vous vous sentez bien dans votre tête et dans votre corps –, **attention ! N'oubliez pas que la durée de la phase de stabilisation est proportionnelle à l'ancienneté de vos kilos.** (Voir tableaux p. 132 et 133.)

Cette phase de stabilisation est pour moi plus importante que la phase de perte de poids.

Ne faites pas comme un certain nombre de mes patients (deux sur dix environ) qui, heureux et fiers d'avoir si vite retrouvé leur poids, retournent précipitamment à leurs anciennes habitudes. Pour eux, hélas, tout est à refaire.

Et n'oubliez pas : ma méthode d'exercice pour fortifier le cœur et le ventre est faite pour vous stabiliser définitivement à votre poids idéal.

Devenez votre propre diététicien (3e semaine)

Le petit carnet

Aux questions de la première et de la deuxième semaine, ajoutez toutes vos réactions aux clés n° 5 et n° 6 – « Fortifiez votre cœur », « Fortifiez votre ventre ».

Notez :

- Avez-vous choisi un sport d'endurance ?
- Lequel ?
- Avez-vous choisi un exercice pour le dos ?
- Avez-vous choisi un ou plusieurs exercices abdominaux ?
- Lequel ou lesquels ?

Notez combien de fois par semaine vous pratiquez.

- Combien de temps ?

■ *Avant le sport ou la gymnastique*

Notez votre état d'esprit :

- Avez-vous envie de pratiquer ou non ?
- Vous sentez-vous en forme ou non ?

■ *Pendant le sport ou la gymnastique*

- Avez-vous pratiqué à votre rythme, ou avez-vous forcé ?
- Avez-vous souffert de crampes, d'essoufflement, de points de côté, ou non ?
- Avez-vous pratiqué avec plaisir, ou non ?

■ *Après le sport ou la gymnastique*

- Avez-vous souffert de douleurs articulaires ou musculaires : courbatures, mal de dos, douleurs intercostales, jambes lourdes, ou non ?
- Avez-vous éprouvé de la fatigue, ou non ?
- Vous sentez-vous en forme, ou non ?

– Avez-vous envie de progresser, de continuer, ou non ?

■ *Le lendemain au réveil*

– Êtes-vous fatigué, ou non ?
– Avez-vous des courbatures, ou non ?
– Êtes-vous plus optimiste, ou non ?

SEPTIÈME CLÉ

MA MÉTHODE POUR TOUJOURS

- Bien se nourrir : les conseils de Florence
  - Choisir et acheter
  - Conserver sans abîmer
  - Cuire les aliments
  - Vingt et un jours de menus
  - Mes recettes pour maigrir
  - Mes herbes aromatiques préférées
- Mon guide des aliments

SEPTIÈME CLÉ

MA MÉTHODE POUR TOUJOURS

Ma femme, Florence, a été à mes côtés tout au long de mon parcours de thérapeute. Nous avons publié ensemble plusieurs ouvrages consacrés au bien-être et à la quête de l'équilibre physique et psychique. Elle a suivi avec moi les cours de diététique du docteur Creff à l'hôpital Saint-Michel. Mère de quatre enfants, comédienne, mannequin, peintre, décoratrice, elle a toujours eu de nombreuses activités. Pourtant, elle n'a jamais délégué son autorité en cuisine et je n'ai jamais accepté d'autre cuisine que la sienne. En famille, nous avons toujours appliqué les six clés de ma méthode : nous avons maintenu, à travers tous les aléas et les stress de la vie, détente et bonne humeur, nous n'avons jamais arrêté l'exercice physique. Nous avons toujours essayé de nous mettre à table détendus, et veillé à ce que notre alimentation soit équilibrée et variée, inspirée des plats du terroir, adaptée à la gourmandise de chacun. En outre, Florence et moi ne nous sommes jamais privés d'un verre de très bon vin par repas. Aucun d'entre nous n'a jamais grossi ni même subi d'importantes variations de poids.

Cette septième clé est destinée à vous communiquer notre expérience familiale. Florence va ouvrir pour vous les portes de notre cuisine et vous faire profiter de ses techniques personnelles de choix, d'achat, de préparation et de cuisson. Elle a mis au point, pour vous qui maigrissez selon ma méthode, vingt et un jours de menus équilibrés et des recettes savoureuses que nous connaissons bien à la maison.

Je lui passe la plume.

BIEN SE NOURRIR : LES CONSEILS DE FLORENCE

Ne vous y trompez pas. Je n'ai pas l'ambition de rivaliser avec Bocuse, Guérard, Robuchon, Vergé, Troisgros, etc., qui ont publié de magnifiques livres de recettes.

Je ne me considère pas comme un cordon-bleu, vous ne trouverez pas dans ce livre, destiné à vous faire maigrir, de plats sophistiqués, longs ou difficiles à préparer et chers à réaliser. Et qui font grossir.

Mon objectif est, depuis toujours, de faire plaisir et de maintenir mon mari, Pierre, et mes enfants en pleine santé. Par conséquent, ma cuisine est légère, riche en goût mais pas en graisses, variée, saine, simple et rapide. Je ne suis pas femme à rester des heures devant mes fourneaux. Je prépare déjeuners et dîners à la dernière minute, mais tout est prévu. Mes grand-mères et maman (elles aussi mères de familles nombreuses) m'ont appris depuis ma tendre enfance à choisir les aliments avec beaucoup de soin et à faire de chaque repas une fête et une preuve d'amour. J'ai retenu leurs leçons.

Je connais des familles où chaque jour de la semaine a son menu, qui revient invariablement. On perd le plaisir, le goût, la bonne humeur et, croyez-moi, souvent on grossit.

Comme moi, fuyez la monotonie. Faites preuve d'imagination, inspirez-vous d'autres recettes, inventez en direct devant vos fourneaux. Mes « trucs », mes conseils d'organisation vont vous simplifier la vie : choisir, acheter, conserver sans abîmer, composer des menus, cuisiner et savourer en famille, avec des amis ou seul – cela m'arrive aussi.

Complémentaire de la méthode de Pierre, dont elle est indissociable, ma cuisine joue un rôle essentiel dans votre grande aventure de l'amaigrissement ; elle en est la septième clé.

Choisir et acheter

Une bonne alimentation, équilibrée et variée, pour bien maigrir, commence au marché ou chez les commerçants de votre quartier. Comme moi, faites vous-même vos courses.

– Établissez des menus pour trois ou quatre jours selon votre inspiration, par rapport aux propositions de la saison, et en fonction du nombre éventuel d'invités et du goût de chacun.

– Veillez à varier au maximum les menus.

– Suivez votre liste et n'achetez pas de produits superflus dont vous n'auriez pas l'usage immédiat. Si vous les gardez trop longtemps, ils perdront leurs éléments nutritifs.

– Ne vous laissez pas séduire ni influencer si vous êtes timide.

– Faites-vous livrer régulièrement l'épicerie et les produits qui se conservent ou regroupez vos achats pour une tournée au supermarché (tous les quinze jours ou une fois par mois).

– N'achetez pas, sous prétexte que c'est moins cher, de conditionnement trop volumineux (boîtes familiales, lots de plusieurs paquets...) surtout si vous vivez seul. Ils vous obligent soit à une surconsommation, soit à les stocker au-delà de la date de péremption.

– Préférez les produits en vrac, au poids, que vous pouvez choisir vous-même, aux produits préemballés sous plastique.

– Évitez systématiquement les agrumes prélavés, précuits, précoupés, les salaisons (jambon, saucisson), les pains et, d'une manière générale, tous les produits préparés et conservés artificiellement.

– Regardez bien la date limite de vente lorsqu'elle est indiquée.

– Méfiez-vous des produits dits « diététiques » : ils sont souvent plus onéreux et pas forcément meilleurs.

– Pour les fruits frais, faites le marché une ou deux fois par semaine.

– Touchez et sentez les fruits et les légumes : une salade flétrie, une poire blette, une pêche farineuse ne vous échapperont pas (un bon vendeur n'hésitera pas à vous faire goûter ses produits si vous le souhaitez).

– Renouvelez constamment votre réserve d'herbes aromatiques fraîches.

– Achetez toujours en fonction des saisons les fruits, les légumes, le poisson, et même certaines viandes.

– Adressez-vous toujours au même boucher, il

connaît vos goûts. Demandez-lui de découper les volailles, quelquefois d'enlever la peau ou de les désosser. Faites préparer le plus souvent les rôtis et volailles sans barde (ou très peu). Faites dégraisser au maximum les morceaux d'agneau ou les steaks de bœuf.

– Allez chez votre fromager habituel pour les œufs (œufs de ferme), les laitages (seulement pour vos enfants) et les fromages.

– Soyez exigeant pour le pain. N'hésitez pas à changer de boulangerie. Variez vos achats (pain aux céréales, pain de campagne, pain complet, etc.). Et apprenez à reconnaître le vrai pain artisanal.

Votre meilleure garantie : les commerçants de votre quartier si vous êtes fidèle. S'ils vous connaissent, ils sauront vous conseiller judicieusement. Commentez la tendreté d'un rôti, la fraîcheur d'un poisson, le croquant d'une pomme, mais dites aussi franchement ce qui vous a déplu : vous n'en serez que mieux servi la fois suivante.

Conserver sans abîmer

■ ***Rangez au frais :***
– les légumes et les fruits ;
– les produits laitiers et les fromages ;
– la viande et le poisson.

■ ***Gardez à l'abri de la lumière et du soleil :***
– les huiles et les vins.

■ ***Utilisez votre congélateur*** si vous ne pouvez pas faire vos courses tous les jours. Il conservera au mieux viande, poisson et surgelés.

Une précaution : rangez-y tous les aliments dans des sacs prévus à cet effet, après les avoir hermétiquement fermés.

Attention !

Ne conservez pas les restes de soupe, de jus de fruits, de salade, de salade de fruits, de légumes...

Une fois épluchés, tranchés, râpés, les fruits et les légumes perdent leurs vitamines et, au contact de l'air, s'oxydent.

Ne conservez jamais d'aliments dans une boîte de conserve ouverte, vous risquez l'intoxication.

Cuire les aliments

La cuisine idéale

Ce n'est pas forcément une cuisine sophistiquée. Quelques ustensiles suffisent à préparer la meilleure des cuisines et le matériel indispensable se résume à peu de chose :

– Une série de casseroles et de poêles antiadhésives qui n'attachent pas et permettent d'utiliser un minimum de corps gras.
– Un four, le gril du four.
– Une marmite pour la cuisson à la vapeur.
– Une cocotte en fonte.
– Des plats à four.
– Des spatules en bois.
– Une écumoire.
– Une planche à découper en bois.
– Une râpe électrique pour émincer les légumes.
– Un hachoir pour les fines herbes, les oignons...
– Un batteur pour les blancs d'œufs...
– De l'aluminium ménager.
– Du papier absorbant en rouleau.

■ *Les modes de cuisson*

À la poêle ou en sauteuse

– Utilisez un minimum de matière grasse, si possible pas du tout. Les revêtements antiadhésifs actuels le permettent. Versez quelques gouttes d'huile dans la poêle et essuyez avec du papier absorbant.

– Saisissez d'un côté, puis retournez.

– Si le morceau est trop gros, baissez le feu et couvrez quelques minutes.

– Lorsque les aliments sont cuits, posez-les quelques instants sur du papier absorbant, qui éliminera l'excès de graisse.

– N'utilisez jamais une huile de friteuse plus de deux ou trois fois. Filtrez l'huile après chaque usage. Conservez-la dans un récipient fermé, à l'abri de l'air et de la lumière.

Au gril

– Dans le four, sur le gril ou sur une plaque de fonte, cette cuisson a l'avantage d'éviter l'utilisation de matière grasse, mais elle peut aussi être très toxique si les aliments sont trop près de la source de chaleur et carbonisent. C'est une méthode de cuisson à surveiller de près. Attention !

Au barbecue

– Il se dépose sur la partie grillée du steak, de la volaille ou du poisson, un revêtement sombre, quelquefois noir parce qu'il est calciné.

Ce « brûlé » est extrêmement toxique pour la santé et va bloquer, si vous l'ingérez, le processus de l'assimilation des aliments, et ralentir considérablement votre digestion, en provoquant une grande acidité de tout le bol alimentaire et, par conséquent, de tout le système digestif. Pour certains médecins, l'ingestion de cette partie calcinée peut entraîner à la longue des cancers ; en tout état de cause, cela équivaut à fumer plusieurs dizaines de paquets de cigarettes.

En papillote

L'aliment est emballé dans de l'aluminium ménager et cuit au four, ou dans les braises (attention, la papillote doit alors être bien fermée). On peut ajouter des herbes : ciboulette, persil, estragon, basilic... ; des aromates : thym, laurier, ou des épices : cannelle, gingembre...

C'est un mode de cuisson particulièrement diététique puisqu'il évite toute matière grasse. Il garde tout leur goût aux aliments et le parfum des herbes et des aromates.

Au bain-marie

L'aliment est disposé dans un plat, ou une casserole, que l'on dépose dans un plat plus grand contenant de l'eau. La cuisson se fait alors au four ou sur la plaque de la cuisinière.

Ce mode de cuisson un peu long est surtout utilisé en pâtisserie ou pour faire fondre du chocolat, mais il est très pratique pour réchauffer un plat déjà préparé sans qu'il attache.

À la vapeur

C'est le mode de cuisson le plus recommandé pour les poissons et les légumes. Disposez votre préparation dans le panier de l'autocuiseur avec des aromates, des herbes fraîches ou des algues (pour le poisson) au-dessus d'un récipient rempli d'eau aromatisée pour donner du goût.

Le poisson ou les légumes cuiront doucement à la vapeur. C'est sûrement le plus diététique et le plus simple de tous les modes de cuisson.

À l'étouffée

Cette cuisson est utilisée pour certains plats de viande – qui doit être dégraissée au préalable – ou de poisson et de légumes.

Les aliments cuisent dans leur jus, qui en s'évaporant crée une condensation à l'intérieur de la marmite.

C'est une cuisson parfaite à la condition de ne pas rajouter de matière grasse et de laisser cuire à feu doux.

VINGT ET UN JOURS

1er jour

PETIT DÉJEUNER

- 2 tranches de pain aux céréales beurrées
- 1 œuf à la coque
- Infusion de chicorée

DÉJEUNER

- Tagliatelles
- Escalope de veau (fine)
- Salade frisée
- Infusion de verveine

DÎNER

- Sole grillée
- Brocolis, noix de beurre
- Salade de fruits parfumée à la fleur d'oranger

2e jour

PETIT DÉJEUNER

- 2 tranches de pain aux céréales beurrées
- 1 morceau de fromage à pâte cuite
- Infusion 1/3 thym, 1/3 romarin, 1/3 sauge

DÉJEUNER

- Pintade aux choux
- 2 cuillerées de riz blanc
- Sorbet à la fraise

DÎNER

- Cabillaud au court-bouillon
- 1 pomme de terre en robe des champs
- Salade de mesclun
- Mousse au chocolat

DE MENUS POUR MAIGRIR

3e jour

PETIT DÉJEUNER

- 2 tranches de pain de campagne beurrées
- 1 tranche de jambon maigre
- Infusion de verveine

DÉJEUNER

- Pâtes au basilic, noix de beurre
- Salade de batavia
- Sorbet à la pomme

DÎNER

- Poulet grillé à l'estragon
- Haricots verts persillés
- Infusion de camomille

4e jour

PETIT DÉJEUNER

- 2 tranches de pain de campagne beurrées
- 1 blanc de poulet
- Infusion de chicorée

DÉJEUNER

- Pommes de terre frites
- Petit steak grillé
- Salade d'endive aux herbes
- Infusion de verveine

DÎNER

- Raie au court-bouillon et ses légumes
- 2 cuillerées de riz blanc
- Salade de fruits

VINGT ET UN JOURS

5e jour

PETIT DÉJEUNER

- 2 tranches de pain complet beurrées
- Œufs brouillés aux herbes
- Infusion de chicorée

DÉJEUNER

- Escalope de veau (fine) aux champignons
- Riz blanc
- 1 pomme

DÎNER

- Poisson en papillote
- 1 pomme de terre en robe des champs
- Salade d'endive aux herbes
- Infusion de camomille

6e jour

PETIT DÉJEUNER

- 2 tranches de pain complet beurrées
- Fromage de chèvre
- Infusion de verveine

DÉJEUNER

- Crêpe complète au sarrasin
- Salade frisée
- Sorbet au cassis

DÎNER

- Bouquet de crevettes
- Petits légumes à la vapeur, noix de beurre
- Infusion de fleur d'oranger

DE MENUS POUR MAIGRIR

7e jour

PETIT DÉJEUNER

- 2 tranches de pain de seigle beurrées
- Filet de poisson
- Infusion 1/3 thym, 1/3 romarin, 1/3 sauge

DÉJEUNER

- Boudin noir
- Compote de pommes tiède
- Salade de batavia
- Infusion de chicorée

DÎNER

- Crabe, sauce aux herbes
- Riz sauvage
- Salade de pissenlit
- 1 pomme

8e jour

PETIT DÉJEUNER

- 2 tranches de pain de seigle beurrées
- 1 tranche de jambon maigre
- Infusion de chicorée

DÉJEUNER

- Couscous de légumes
- Blanc de poulet
- Infusion de verveine

DÎNER

- Poulet au thym
- Courgettes à la vapeur
- 2 cuillerées de riz blanc
- Salade de fruits

VINGT ET UN JOURS

9e jour

PETIT DÉJEUNER

- 2 tranches de pain aux céréales beurrées
- 1 œuf à la coque
- Infusion de verveine

DÉJEUNER

- Moules marinière
- 1 petite portion de frites
- Salade verte
- Infusion de chicorée

DÎNER

- Côte d'agneau grillée
- Légumes à la vapeur
- Mousse au chocolat *(voir recette)*

10e jour

PETIT DÉJEUNER

- 2 tranches de pain aux céréales beurrées
- Fromage de chèvre
- Infusion de chicorée

DÉJEUNER

- Rôti de bœuf
- Haricots verts persillés
- 1 fruit de saison

DÎNER

- Filet de merlan poché
- 1 pomme de terre en robe des champs, noix de beurre
- Salade frisée
- Infusion de tilleul

DE MENUS POUR MAIGRIR

11e jour

PETIT DÉJEUNER

- 2 tranches de pain de campagne beurrées
- Filet de poisson
- Infusion de chicorée

DÉJEUNER

- 12 huîtres
- Salade de mâche et betterave, sauce aux herbes
- Gâteau au chocolat

DÎNER

- Gigot grillé
- Haricots verts persillés, noix de beurre
- 2 cuillerées de riz blanc
- Infusion de camomille

12e jour

PETIT DÉJEUNER

- 2 tranches de pain de campagne beurrées
- Œufs brouillés aux herbes
- Infusion 1/3 thym, 1/3 romarin, 1/3 sauge

DÉJEUNER

- Pommes de terre à l'ail
- Filet de poisson poché
- Salade de batavia, sauce aux herbes
- Infusion de chicorée

DÎNER

- Pintade grillée au four
- Épinards à la vapeur
- 1 pomme

VINGT ET UN JOURS

13e jour

PETIT DÉJEUNER

- 2 tranches de pain complet beurrées
- Blanc de pintade
- Infusion de verveine

DÉJEUNER

- Poulet au thym
- Spaghettis avec coulis de tomates fraîches
- Infusion de chicorée

DÎNER

- Poisson mariné
- Légumes à la vapeur
- Salade de fruits parfumée à la fleur d'oranger

14e jour

PETIT DÉJEUNER

- 2 tranches de pain complet beurrées
- Fromage à pâte dure
- Infusion de chicorée

DÉJEUNER

- Lotte à l'ail et aux poivrons
- 2 cuillerées de riz blanc
- Sorbet à la pomme

DÎNER

- Jambon maigre
- Courgettes à la vapeur
- Gâteau au chocolat

DE MENUS POUR MAIGRIR

15e jour

PETIT DÉJEUNER

- 2 tranches de pain aux céréales beurrées
- 1 œuf à la coque
- Infusion 1/3 thym, 1/3 romarin, 1/3 sauge

DÉJEUNER

- Rôti de veau au curry
- Pâtes fraîches
- Infusion de chicorée

DÎNER

- Sole grillée
- 2 cuillerées de riz blanc
- Salade de batavia
- 1 fruit de saison

16e jour

PETIT DÉJEUNER

- 2 tranches de pain aux céréales beurrées
- Fromage de chèvre
- Infusion de chicorée

DÉJEUNER

- Crêpe complète au sarrasin
- Salade frisée
- Sorbet à la fraise

DÎNER

- Colineau au court-bouillon et ses légumes
- Infusion de tilleul

VINGT ET UN JOURS

17e jour

PETIT DÉJEUNER

- 2 tranches de pain de campagne beurrées
- Filet de poisson
- Infusion de verveine

DÉJEUNER

- Jarret de veau et ses légumes
- Infusion de chicorée

DÎNER

- Poulet grillé à l'estragon
- Haricots verts, noix de beurre
- 1 fruit de saison

18e jour

PETIT DÉJEUNER

- 2 tranches de pain de campagne beurrées
- Blanc de poulet
- Infusion de chicorée

DÉJEUNER

- Dorade au four
- Légumes à la vapeur
- Mousse au chocolat

DÎNER

- Coquillettes, noix de beurre
- Jambon à l'os
- Salade d'endive
- Infusion de camomille

DE MENUS POUR MAIGRIR

19e jour

PETIT DÉJEUNER

- 2 tranches de pain complet beurrées
- Œufs brouillés aux herbes
- Infusion 1/3 thym, 1/3 romarin, 1/3 sauge

DÉJEUNER

- Jambon maigre
- 1 pomme de terre en robe des champs
- Salade d'endive, pomme et betterave, sauce aux herbes
- Infusion de chicorée

DÎNER

- Coquilles Saint-Jacques
- 2 cuillerées de riz blanc
- Salade de batavia
- Sorbet à la pomme

20e jour

PETIT DÉJEUNER

- 2 tranches de pain de seigle beurrées
- Fromage de chèvre
- Infusion de chicorée

DÉJEUNER

- Pâtes aux légumes, noix de beurre
- Sorbet à la poire

DÎNER

- Filet de dinde poêlé
- Haricots verts, noix de beurre
- Salade de fruits parfumée à la fleur d'oranger

21e jour

PETIT DÉJEUNER

- 2 tranches de pain complet beurrées
- Œuf à la coque
- Infusion de chicorée

DÉJEUNER

- Choucroute garnie
- Sorbet à la pomme

DÎNER

- Raie au court-bouillon et ses petits légumes
- 2 cuillerées de riz
- Infusion de camomille

Mes recettes pour maigrir

Florence

Pommes de terre à l'ail et au thym

cuisson : 1 heure

– Choisissez de bonnes pommes de terre nouvelles d'une taille moyenne (1 par personne) ;
– 1 bouquet de thym frais ;
– 1 tête d'ail ;
– des piques en bois ;
– du gros sel marin.
– Coupez la pomme de terre en deux dans le sens de la longueur.
– Avec un couteau pointu, retirez un petit morceau de chair au centre d'une moitié.
– Disposez un morceau d'ail dans ce creux.
– Saupoudrez légèrement de gros sel.
– Posez sur la pomme de terre une petite branche de thym frais.
– Reconstituez la pomme de terre en enfonçant à chaque bout une pique qui la traversera de part en part.
– Posez les pommes de terre dans un plat ou sur la plaque du four préchauffé.

La cuisson, suivant la taille des pommes de terre, peut durer entre 1 heure et 1 h 15, dans un four à thermostat moyen. Quand vous ouvrirez la pomme de terre dans votre assiette, l'ail aura fondu et le thym aura donné à la chair un arôme délicieux.

Les pâtes
cuisson

– Jetez les pâtes dans une grande quantité d'eau bouillante.

– Tournez-les avec une cuillère en bois pour éviter qu'elles ne collent.

– Rincez-les dès qu'il se produit une mousse blanche à l'ébullition, pour les rendre plus digestes. N'ayez pas peur d'interrompre la cuisson.

– Portez de l'eau claire à ébullition et plongez-y vos pâtes ; la cuisson reprend.

– Goûtez-les pour connaître le moment où elles seront *al dente*.

– Égouttez les pâtes et versez-les dans un plat creux. Ajoutez du beurre frais et, suivant vos goûts, de l'ail finement haché, des herbes, des petits légumes cuits à la vapeur.

Les légumes à la vapeur
cuisson rapide

La cuisson à la vapeur est valable pour tous les légumes : épinards, salade, asperges, carottes en rondelles ou râpées, céleri-branche, fenouil, poireaux, oignons, brocolis, courgettes, haricots verts, petits pois...

Selon vos goûts, vous pouvez ajouter une branche de romarin, quelques graines de cumin, des feuilles de menthe...

C'est rapide et délicieux, quelques minutes suffisent. Les légumes doivent rester croquants pour garder toute leur saveur et, avec cette méthode de cuisson, ils ne seront pas gorgés d'eau.

Les légumes cuits dans l'eau bouillante

Faites bouillir de l'eau salée et jetez-y vos légumes sans les couvrir. Quand ils sont cuits, égouttez-les et servez-les à table.

*
* *

Les légumes cuits à point sont délicieux avec une noix de beurre ou un filet d'huile d'olive.

Bouillon de petits légumes

cuisson rapide

– Préparez toutes sortes de légumes coupés en petits morceaux : haricots verts, courgettes, céleri-branche, poireaux, fenouil, oignons...
– Jetez-les dans une petite casserole d'eau bouillante pour faire un concentré de petits légumes.
– Salez et poivrez légèrement.
– Ajoutez une gousse d'ail, 1 branche de persil, 1 feuille de laurier.
– Faites cuire quelques minutes ; les légumes doivent rester croquants.
– Au moment de servir ce bouillon, ajoutez des herbes fraîches finement hachées : coriandre, ciboulette, basilic...

Ce bouillon de légumes sera délicieux pour arroser un plat de pâtes, de semoule ou de riz blanc.

Les légumes secs

Ce sont les lentilles, haricots secs, pois chiches, pois cassés, fèves...

Je les conseille deux à trois fois par semaine par petites doses : 2 à 3 cuillerées à soupe, pas plus, car au-delà les légumes secs provoquent des ballonnements, des gaz et des fermentations. Ils sont si bons et votre corps en a tellement besoin que souvent vous dépassez la dose prescrite !

Achetez-les secs et faites-les tremper dans l'eau quelques heures.

– Plongez vos légumes dans beaucoup d'eau froide.

– Portez à ébullition et changez l'eau.

– Renouvelez cette opération plusieurs fois (pour rendre ces légumes plus digestes).

– Ajoutez thym, laurier, oignon (avec ou sans clous de girofle), sauge, sarriette, persil, etc.

– Faites cuire, puis goûtez (suivant les légumes, le temps de cuisson peut varier de 20 minutes à 2 heures).

– Servez avec des herbes fraîches finement hachées.

Le riz

cuisson

– Lavez le riz.

– Versez-le dans une grande casserole contenant beaucoup d'eau chaude.

– Portez à ébullition 2 à 3 minutes en tournant le riz avec une cuillerée en bois, de façon qu'il dégage son amidon (une mousse blanche).

– Rincez le riz sous l'eau courante tiède jusqu'à obtenir une eau transparente.

– Remettez de l'eau claire dans la casserole et continuez la cuisson du riz.

– Si, au cours de l'ébullition il se produit à nouveau de l'écume blanche, rincez encore le riz (il doit toujours cuire dans une eau claire). Certains riz auront besoin de plusieurs « rinçages » en cours de cuisson.

– Ajoutez du gros sel marin.

– Le riz est cuit quand les grains se détachent tout en restant fermes.

Le riz cantonais

– Réservez du riz blanc déjà cuit (voir recette cuisson) ;

– 2 ou 3 œufs frais entiers ;

– des petits légumes coupés en morceaux et déjà cuits à la vapeur, au choix : haricots verts, petits pois, carottes... ;

– du jambon finement coupé en dés ou en lamelles ;

– des crevettes entières ou coupées en morceaux ;

– 1 bouquet de persil chinois frais.

– Hachez finement 1 gousse d'ail et 1 ou 2 oignons.

– Versez un peu d'huile dans une poêle à revêtement antiadhésif pour la graisser et essuyez le surplus avec du papier absorbant.

– Faites revenir à feu doux l'ail et les oignons.

– Ajoutez les petits morceaux de légumes ; puis le jambon et les crevettes.

– Mélangez le tout à feu doux.

– Ajoutez le riz cuit et mélangez bien.

– Cassez les œufs et mélangez encore.

– Si vous aimez (mais ce n'est pas obligatoire), ajoutez 2 cuillerées à soupe de sauce de soja.

– Salez, poivrez légèrement.

Servez le riz cantonais dans un plat avec le persil chinois finement haché.

Ma sauce aux herbes

pas de cuisson

Pour accompagner les salades, mais aussi le poisson, les viandes froides et les pommes de terre en robe des champs ou au four.

Dans un gros bol, versez :

– 1 cuillerée à soupe de bonne moutarde de Dijon ;

– 1 pincée de sel, du poivre ;

– 1 mélange d'ail (1/2 gousse) et d'échalote (1/2) finement hachés (ou l'un ou l'autre).

– Mélangez et versez doucement une bonne huile végétale ou de l'huile d'olive de première pression à froid (ou 50 % de l'un et 50 % de l'autre) suivant votre goût.

– Faites monter votre vinaigrette comme une mayonnaise.

– Avant de passer à table, ajoutez un mélange d'herbes fraîches finement hachées : ciboulette, persil, estragon, basilic..., suivant vos goûts et le plat à accompagner.

– Vous obtiendrez une sauce onctueuse que vous pourrez présenter dans un bol ou une saucière sur la table. Chacun se servira à volonté.

Dorade en papillote

cuisson : environ 30 minutes

– Faites vider et gratter par votre poissonnier une belle dorade (il y en a trois sortes : la grise, la royale et la rose).

On peut préparer selon la même recette le bar (loup de mer), le maigre, le saumon ou un mélange de filets de poisson et de fruits de mer.

– Rincez votre poisson à l'eau fraîche.

– Essuyez-le avec du papier absorbant.

– Disposez une grande feuille d'aluminium sur une plaque ou un plat pouvant aller au four.

Préparez :

– Un bouquet de persil haché ;

– 2 oignons coupés en morceaux ;

– 2 tomates pelées et coupées en tranches.

Placez sur la feuille d'aluminium :

– 3 rondelles de citron ;

– quelques morceaux de tomate et d'oignon.

– Posez votre dorade dessus. Ainsi surélevée, elle n'attachera pas au papier d'aluminium en cours de cuisson.

– Garnissez l'intérieur de votre poisson de quelques branches de fenouil frais ou séché, d'un peu d'oignon et de tomate.

– Disposez sur le dos et autour de la dorade le reste de votre préparation.

– Poivrez légèrement.

– Recouvrez le tout d'une nouvelle feuille d'aluminium et fermez bien les bords tout autour.

– Faites cuire au four, thermostat moyen, environ 30 minutes suivant la taille du poisson (pour des filets, c'est très rapide). La dorade est constituée de 80 % d'eau et, pour conserver toute sa saveur, il est préférable d'augmenter le temps de cuisson plutôt que la température du four.

Colin au court-bouillon

cuisson : environ 20 minutes

– Achetez chez votre poissonnier un morceau de colin ou un colineau entier.

Vous préparerez de la même façon, la raie, le cabillaud, le maquereau, le lieu.

– Rincez le poisson à l'eau fraîche.

Préparez votre court-bouillon. Jetez dans un grand faitout ou une poissonnière :

– 2 carottes coupées en rondelles ;
– 1 branche de céleri ;
– 1 branche de thym ;
– 1 bouquet de persil ;
– 2 feuilles de laurier ;
– 1 oignon et 1 gousse d'ail ;
– Quelques graines de coriandre.
– Poivrez légèrement.
– Disposez le poisson dans le faitout et couvrez d'eau froide.
– Portez à ébullition. Dès les premiers frémissements, baissez le feu et laissez cuire à feu doux.
– Sortez délicatement le poisson du faitout si vous n'avez pas de poissonnière, en évitant de le casser.
– Égouttez-le avant de le déposer dans le plat de service entouré de ses légumes.

Lotte à l'ail et aux poivrons

cuisson : 20 minutes

– Choisissez des petites queues de lotte ou faites couper un morceau de lotte (sans l'arête) en gros dés par votre poissonnier.
– Rincez les morceaux à l'eau fraîche.
– Essuyez-les avec du papier absorbant.
– Préparez des poivrons jaunes, verts ou rouges (1/4 de chaque couleur, c'est plus joli). Retirez le pédoncule et les pépins. Débitez-les en fines lamelles.
– Versez un peu d'huile dans une sauteuse à revêtement antiadhésif, puis essuyez avec du papier absorbant.
– Faites dorer les morceaux de lotte sur tous les côtés.

– Ajoutez l'ail émincé.
– Poivrez légèrement.
– Ajoutez du persil plat haché et le poivron jaune, vert ou rouge).
– Laissez cuire à feu doux en retournant les morceaux et en couvrant 20 minutes. Attention que la lotte n'accroche pas. Servez à table avec du persil haché frais.

Filets de poisson pochés

cuisson : quelques minutes

– Faites préparer des filets de poisson par votre poissonnier. Au choix : sole, merlan, lieu, dorade, saumon...
– Rincez votre poisson à l'eau fraîche. Réservez-le.

Préparez un court-bouillon concentré avec, au choix et suivant vos goûts :
– Carottes, céleri, poireaux, oignons (piqués de clous de girofle), ail écrasé ;
– 1 bouquet de persil, coriandre ;
– 1 branche de thym, laurier...
– Laissez bouillir votre court-bouillon pendant 10 minutes.
– Pochez vos filets dans ce mélange quelques minutes.

Servez votre poisson avec le bouillon passé au chinois et agrémenté d'un mélange de fines herbes fraîches que vous aurez hachées auparavant : ciboulette, basilic, persil, estragon, coriandre... Décorez le plat avec les petits légumes du court-bouillon : rondelles de carotte, morceaux de poireau...

Coquilles Saint-Jacques au citron vert

pas de cuisson

– Retirez les noix des coquilles.
– Rincez-les à l'eau fraîche.
– Essuyez-les dans du papier absorbant.
– Coupez-les en fines lamelles.
– Disposez-les sur un plat creux.
– Salez et poivrez légèrement.
– Dans un bol, mélangez 1/2 jus de citron vert avec 3 cuillerées à soupe d'huile d'olive première pression à froid.
– Arrosez les noix de Saint-Jacques avec la préparation.
– Ajoutez de l'aneth et de la ciboulette finement hachés.
– Décorez de quelques grains de poivre vert.

Filets de poisson marinés

pas de cuisson

– Demandez à votre poissonnier de vider, d'éliminer tête et arêtes et de présenter en filets le poisson de votre choix, suivant l'arrivage : dorade, bar, thon, saumon, maquereau, anchois... Il doit être parfaitement frais.
– Placez les filets dans une passoire et saupoudrez-les de gros sel marin.
– Attendez 30 minutes.
Pendant ce temps :
– Dans un bol, faites un mélange d'huile d'olive et du jus de 1 citron.
– Râpez un peu de gingembre frais.
– Mélangez et versez la moitié de cette préparation dans un plat creux.

– Rincez les filets et essuyez-les dans du papier absorbant.

– Allongez les filets bien séparés dans un plat creux, le côté de la chair dans le mélange.

– Arrosez les filets avec le reste de la préparation.

– Laissez mariner 30 minutes au frais.

– Présentez avec quelques feuilles de coriandre fraîche ou de la ciboulette.

Poulet au citron

cuisson : 1 heure

– Faites couper un poulet en morceaux par votre boucher, et demandez-lui d'enlever la peau et la graisse excédentaire.

– Lavez les morceaux à l'eau fraîche.

– Hachez 2 gros oignons, 2 gousses d'ail, 1 petit bouquet de persil, 1 petit bouquet de coriandre fraîche, 1 morceau de gingembre frais.

– Ajoutez un peu de safran et de cannelle en poudre (suivant vos goûts).

– Diposez le tout dans une grande marmite.

– Salez et poivrez légèrement.

– Faites cuire votre mélange 5 minutes à feu vif pour saisir et griller légèrement le poulet.

– Retournez souvent les morceaux.

– Baissez le feu et laissez mijoter 1 heure à feu doux.

– 15 minutes avant la fin de la cuisson, ajoutez des rondelles de citron et des olives – si vous aimez.

Servez avec de la coriandre fraîche hachée.

Pintade grillée au safran et au gingembre

cuisson : 1 heure

– Faites préparer une pintade fermière par votre boucher (sans barde).

Vous pouvez, selon la même recette, faire un poulet ou une dinde.

Dans un bol, faites macérer :

– 1 bouquet de persil finement haché ;

– 2 oignons hachés ;

– 2 gousses d'ail ;

– 1 morceau de gingembre frais râpé ou du gingembre en poudre ;

– un peu de cannelle en poudre ;

– un peu de safran en poudre.

– Salez et poivrez légèrement.

– Ajoutez 1/2 verre d'eau.

– Mélangez.

– Glissez ce mélange sous la peau de la pintade (elle se décolle très bien) en le faisant bien pénétrer.

– Mettez le plat dans le four préchauffé, thermostat moyen, pour faire rôtir la pintade doucement.

– Arrosez-la régulièrement avec la sauce aux abats et retournez-la plusieurs fois. La pintade doit être bien dorée, mais pas sèche.

Sauce aux abats de volaille

Cuisson : 15 minutes

Pour accompagner le poulet, la pintade, la dinde et toutes les volailles rôties au four.

Hachez :

– 1 oignon ; 1 gousse d'ail ; du gingembre ; 2 branches de persil.

Ajoutez :

– 2 verres d'eau ;

– de la cannelle en poudre ;
– le gésier et le foie coupés en morceaux.
– Faites cuire à feu doux. Et utilisez cette préparation pour arroser la volaille en cours de cuisson.

Poulet à la fleur de thym

cuisson : 5 minutes

– Faites préparer par votre boucher un poulet désossé, sans la peau.
– Prélevez les blancs et coupez-les en dés.
– Dans une poêle à revêtement antiadhésif, faites cuire sans gras et à feu doux, les morceaux de poulet, pour les faire caraméliser, sans les brûler.
– Salez, poivrez légèrement.
– Ajoutez des petits morceaux de thym frais que vous aurez égrenés.
– Servez sans attendre.

Rôti de veau au curry

cuisson : 1 heure

– Faites préparer par votre boucher un rôti de veau tendre (veau sous la mère).
– Coupez en morceaux 4 gros oignons.
– Faites bouillir de l'eau dans une petite casserole.
– Plongez 4 tomates dans l'eau bouillante 20 secondes ; retirez-les, vous pourrez les peler très facilement.
– Coupez-les en morceaux.
– Préparez 2 feuilles de laurier, 1 branche de thym, du curry en poudre, 1 bouquet de persil frais ou de persil chinois.

Dans une sauteuse à revêtement antiadhésif, faites

dorer le rôti de veau sur tous les côtés (sans gras) à feu doux.

– Ajoutez le thym et le laurier.

– Salez et poivrez légèrement.

– Saupoudrez votre viande de curry.

– Laissez mijoter 1 heure à feu doux en couvrant et en surveillant que votre préparation n'accroche pas.

– Retournez souvent votre rôti.

– Ajoutez un peu d'eau chaude en cours de cuisson pour allonger le jus.

– Versez le persil haché dans la marmite 15 minutes avant la fin.

– Mélangez.

Au moment de servir, découpez votre rôti en tranches fines.

Présentez le jus avec du persil haché frais.

Crêpes au sarrasin

Quantités pour 4 personnes :

– 250 g de farine de blé noir ;

– 4 œufs frais ;

– 1/2 cuillerée à soupe d'huile végétale ;

– 1 pincée de sel ;

– 50 cl de lait (environ).

– Versez la farine dans un saladier et cassez les œufs un à un en tournant régulièrement pour obtenir une pâte homogène.

– Versez le lait doucement en continuant à tourner.

– Quand la pâte est lisse (sans grumeaux), ajoutez le sel et l'huile.

– Laissez reposer votre pâte à crêpes au moins 1 heure.

Mousse au chocolat

pas de cuisson

– Choisissez un chocolat noir de bonne qualité.

– Pour 200 g de chocolat, vous aurez besoin de 6 œufs frais.

– Faites fondre le chocolat doucement au bain-marie, en tournant avec une spatule en bois.

– Séparez les blancs d'œufs des jaunes.

– Battez les blancs en neige.

– Versez les jaunes dans le chocolat fondu refroidi.

– Ajoutez les blancs bien fermes.

– Versez la mousse au chocolat dans un récipient. Laissez-la 2 heures au congélateur pour que la mousse prenne bien.

Sortez-la avant de passer à table.

MES HERBES AROMATIQUES PRÉFÉRÉES
Florence

Elles sont toutes alcalinisantes.

Ciboulette, estragon, basilic, oseille, persil plat ou frisé, aneth, coriandre, menthe, verveine, cerfeuil, thym, sarriette, romarin, sauge, laurier, fenouil... la liste est aussi infinie que leurs vertus thérapeutiques sont multiples : stimulantes ou calmantes de la digestion, aphrodisiaques, etc. On les utilise pour créer de nouvelles recettes, parfumer la cuisson, améliorer le goût d'un plat, etc.

Elles ont – c'est très important pour maigrir – la vertu d'alcaliniser des mets acidifiants.

– Les herbes sèches sont plus fortes en saveur que les herbes fraîches.

– Certaines herbes fraîches perdent de leur saveur à la cuisson, comme le basilic. Il faut donc attendre la fin de la cuisson pour les ajouter.

– Certaines herbes conservent leur parfum aussi bien sèches que fraîches : thym, romarin, laurier, sauge, origan...

– Alors que d'autres perdent leur parfum en séchant : persil, ciboulette, basilic.

Dans tous les cas, après un an, il faut renouveler vos herbes séchées, car elles perdent leur parfum.

– Certaines sont à utiliser avec parcimonie car leur senteur est très puissante : sauge, romarin...

La plupart des herbes aromatiques sont disponibles dans les grandes surfaces fraîches, sèches ou lyophilisées. Vérifiez les étiquettes pour être sûr qu'elles ne contiennent pas d'additifs chimiques.

Sur tous les marchés et suivant les saisons, vous trouverez des herbes fraîches que vous pourrez vous-même faire sécher ou congeler.

Pour les congeler, hachez finement vos herbes

fraîches soit par espèce, soit en mélange, et disposez-les dans un bac à glaçons : vous pourrez utiliser aisément un glaçon au basilic, ou au persil, pour vos préparations culinaires.

Cette approche des herbes vous donnera peut-être l'envie de les cultiver si vous disposez d'un bout de jardin ou d'une cour. Mais, même dans un très petit appartement, vous pouvez, dans un coin de la cuisine, garder quelques pots ou un bac contenant les principales herbes à usage quotidien : persil, ciboulette, basilic...

► Le persil

Il en existe deux sortes : le plat et le frisé. Pour ma part, j'utilise surtout le plat, plus parfumé, qui entre dans la préparation de presque toutes mes recettes à cuire (courts-bouillons, poissons au four, volailles ou viandes mijotées), dans ma sauce aux herbes pour les crudités, et dont je parsème les légumes au moment de servir. C'est un laxatif et un diurétique très doux. Il aide à la digestion. Il est riche en vitamines, principalement la C, en minéraux et oligo-éléments : fer, iode, magnésium...

► La coriandre ou persil chinois

Elle ressemble un peu au persil, en plus fin et plus fragile, et ses graines sont utilisées comme épice. Elle est excellente contre les problèmes intestinaux (coliques, flatulences). Au Moyen Âge, elle entrait dans la préparation des philtres d'amour.

Elle est largement utilisée dans la cuisine asiatique et méditerranéenne.

Je l'emploie beaucoup, j'aime son odeur parfumée, délicate et poivrée, quand elle est fraîche, mais aussi cuite, dans mes préparations d'agneau, de poisson à la vapeur ou de courts-bouillons...

► Le cerfeuil

Il est délicat, au parfum anisé.

Au Moyen Âge, il était prescrit comme plante médicinale diurétique et dépurative du foie et des reins, pour traiter la mauvaise circulation.

Je l'emploie toujours frais, avec d'autres herbes pour ma sauce aux herbes, mais aussi comme garniture des légumes, des salades ou des volailles.

► La ciboulette

Petite sœur de l'ail, elle a un petit goût d'oignon. Je l'utilise beaucoup, toujours crue. Je coupe finement ses tiges dans les salades, les œufs brouillés ou en omelette, sur les légumes cuits ou en garniture.

► L'estragon

Cette herbe est très parfumée. À elle seule, elle transforme un simple plat en mets raffiné. Je glisse quelques branches d'estragon dans la volaille avant de la mettre au four. Je hache quelques feuilles pour ma sauce aux herbes. L'estragon aide à digérer à cause de son effet stimulant, et ses vertus ne s'arrêtent pas là...

► La sauge

Elle a de belles feuilles vert amande et une bonne odeur camphrée.

Ses propriétés sont digestives ; elle lutte contre la constipation et la fatigue.

On l'utilise en bain de bouche et en gargarisme ; ses indications sont multiples.

Les Romains la considéraient comme une herbe sacrée. Je l'emploie fraîche ou sèche pour parfumer mes préparations de poisson, de viande et aussi en infusion comme tonique nerveux et comme stimulant de la digestion. Jetez quelques feuilles fraîches de sauge dans de l'eau froide, faites bouillir 5 minutes et laissez infuser 5 autres minutes. Quand l'infusion aura tiédi, buvez une tasse le matin ou après le déjeuner à petites gorgées.

► Le basilic

Ses feuilles sont très parfumées. Ses propriétés sont antispasmodiques, digestives et revitalisantes. Le basilic ne supporte pas l'ébullition, il est trop fragile.

Je l'utilise dans ma sauce aux herbes, pour les salades et les crudités et, frais, dans les pâtes ou avec les légumes.

Picasso, que mon mari a soigné, lui a révélé qu'un de ses secrets de vitalité se trouvait dans le basilic, qu'il récoltait lui-même dans les collines de Saint-Paul. Il lui expliquait que les plantes recueillies à l'aurore représentaient une garantie de santé de son ventre – où il disait puiser l'essentiel de son énergie.

► Le romarin

Son arôme est très camphré. C'est un stimulant du cœur, un tonique pour les personnes fatiguées ou dépressives, un digestif et un diurétique.

Je l'emploie avec modération, car c'est une plante très stimulante. Employé à forte dose, il peut avoir l'effet contraire.

Dans ma cuisine, je l'utilise sur les viandes ou les poissons, ou en infusion, pour décongestionner le foie et la vésicule biliaire.

► Le thym

Il existe plusieurs variétés de thym (thym commun, thym citron, thym serpolet...). Leurs propriétés sont identiques et leur parfum rappelle le citron ou la verveine. J'utilise toujours le thym frais ou séché dans les courts-bouillons, avec les grillades de poisson ou de viande.

► Le laurier-sauce

Ses belles feuilles luisantes ont une saveur épicée et des vertus antiseptiques.

Le laurier favorise la digestion, c'est un diurétique et un désinfectant.

Séchées et écrasées, les feuilles de laurier dégagent encore plus d'arôme.

Je l'utilise toujours dans mes courts-bouillons, mes rôtis ou mes poissons au four.

► L'aneth

Sa saveur est légèrement anisée. Il a des propriétés calmantes et digestives.

Je l'utilise presque toujours dans la préparation de mes poissons au four ou en papillote.

► La menthe

Il en existe de nombreuses variétés : menthe verte, poivrée... Elles ont toutes les mêmes propriétés : la menthe favorise la digestion, est antiseptique, rafraîchit l'haleine, stimule la virilité chez l'homme. C'est un tonique de l'organisme dont il ne faut pas abuser. Je l'utilise en infusion ou pour décorer les salades de fruits.

► L'oignon

C'est un bulbe extrêmement parfumé. Il est essentiel dans ma cuisine.

Je l'utilise, finement haché ou tranché en rondelles, dans la préparation des poissons, des viandes, des plats de légumes ou entier dans le court-bouillon.

L'oignon est, comme l'ail, un antiseptique, un anti-infectieux, il facilite la digestion et nettoie l'organisme.

► L'ail

C'est un bulbe composé de huit à dix gousses. Son odeur et son goût forts ne conviennent pas à tout le monde. L'ail a des propriétés antiseptiques et antibiotiques, il régénère la flore intestinale et on prétend que c'est un régulateur de la tension.

Je l'utilise, finement haché et en petite quantité, dans ma sauce aux herbes ; mais aussi écrasé, dans un court-bouillon, ou dans les volailles.

Mon guide des aliments
Pierre

Boire pour maigrir : l'eau

•

Vins et alcools

•

Jus de fruits ou jus de légumes et fruits

•

Les produits laitiers

•

Les céréales

•

Les légumes

•

Le poisson

•

La volaille

•

La viande

•

Les corps gras

•

Le sel

•

Les épices et les condiments

•

Le miel

•

La confiture

Boire pour maigrir : l'eau

Bien que cette idée paraisse incongrue à certains, notre corps contient une forte proportion d'eau (jusqu'à 30 %). L'eau baigne nos cellules, nos fibres, transporte les éléments nutritifs dans l'organisme, participe aux échanges, ralentit le vieillissement, etc. Omniprésente dans l'organisme, l'eau a un rôle essentiel, souvent mal compris. Un exemple : nombreux sont ceux qui pensent que boire beaucoup d'eau fait maigrir. Dans cet espoir, ils boivent 2 à 3 litres d'eau par jour.

C'est une erreur dangereuse. Sauf cas particulier – gros effort sportif, maladie spécifique –, cette pratique va obliger le corps à rejeter cette eau trop abondante, par l'urine ou la transpiration, ce qui représente un travail générateur de fatigue et une perte trop rapide des sels minéraux. Ce qui n'est pas évacué est retenu dans les cellules, provoquant l'apparition, au niveau du tissu conjonctif, de « cellulite ».

Conséquences : troubles digestifs, fatigue des reins, jambes lourdes, fatigue générale. Et un résultat contraire à celui qui est recherché : une surcharge pondérale.

Tous ces phénomènes seront encore aggravés si on boit une eau calcaire ou si on suit un régime lacté (surcharge de calcium), c'est le cas de beaucoup de femmes qui remplacent un repas par des aliments lactés de substitution.

Notre corps est bien réglé et sait nous manifester son besoin en eau. Fiez-vous à lui.

– *Buvez si vous avez soif,* chaque jour, en quantité suffisante et n'attendez jamais le moindre signe de déshydratation : bouche sèche, peau sèche, fièvre...

– *Buvez par petites quantités,* 1 à 1,5 litre d'eau dans la journée. Cette quantité peut augmenter de manière importante s'il fait très chaud ou en cas d'activité physique intense.

À table, je conseille un verre d'eau par repas, pas plus (l'eau dilue le bol alimentaire).

– *Buvez à petites gorgées,* l'eau ne doit pas tomber lourdement dans l'estomac (attention au pylore !).

Buvez de l'eau à température ambiante : glacée ou brûlante, elle attaque brutalement la paroi stomacale.

– *Méfiez-vous de l'eau du robinet.*

L'eau potable l'est de moins en moins, et les spécialistes s'alarment.

De plus en plus souvent, on retrouve dans l'eau des traces de nitrates (utilisés dans les engrais agricoles) en quantité supérieure à celle considérée comme acceptable. Dans certaines régions, l'eau est carrément impropre à la consommation. Les nitrates provoquent un syndrome parfois mortel, appelé « cyanose du nourrisson » ; ils sont soupçonnés d'être cancérigènes. Si vous êtes dans une région à risque, il est prudent de boire de l'eau minérale.

– Choisissez une eau peu minéralisée. Les eaux très minéralisées contiennent des principes actifs, et seul votre médecin saura vous conseiller celle qui convient.

– Pour ma part, je change régulièrement de marque.

Quand on contrôle et limite sa consommation, l'eau devient une alliée dans la chasse aux kilos superflus.

Vins et alcools

Je n'ai ni le courage ni l'envie de vous interdire de boire du vin. C'est un des produits les plus raffinés de notre civilisation, et le plaisir qu'il procure est appréciable. Le vin a des qualités non négligeables. Grâce à son tanin, à sa légère acidité, il facilite la digestion des viandes et du fromage. Il contient du glucose, du fructose et, en petites quantités, des vitamines, des sels minéraux, des oligo-éléments.

Je vous demande simplement de limiter votre consommation à un ou deux verres de vin par repas, et d'éliminer tous vins trafiqués, toujours acides. On trouve dans le commerce des bouteilles de bon vin à des prix abordables. Ne mélangez pas les vins, et abstenez-vous d'en boire si vous suivez un traitement médical. Sous ces différentes conditions, le vin sera un allié dans votre chasse à la surcharge pondérale.

Il n'en est pas de même des boissons à haut degré alcoométrique et sucrées, qui peuvent devenir de véritables poisons et qui, en tout état de cause, réduiraient à néant tous vos efforts pour maigrir. Éliminez donc les alcools, du cocktail au whisky, en passant par le cognac, l'armagnac, la vodka, etc. Tous ces produits font grossir. Alors...

La bière

Boisson fermentée à base d'orge germée, d'eau, de houblon, de levure, la bière contient des glucides (4 à 7 %), du sodium, du potassium, du magnésium et quelques vitamines du groupe B.

Sa teneur en alcool varie généralement de 2 à 5,5 %.

Comme toutes les boissons fermentées, elle peut provoquer ballonnements et coliques, et elle fait grossir. Je vous la déconseille.

Le cidre

Le cidre est une boisson alcoolisée à 5 % environ, très riche en vitamines et sels minéraux, mais aussi très riche en sucre, le fructose, produite à partir de pommes à cidre. Lui aussi doit donc être banni de votre table pendant votre période d'amaigrissement.

Jus de fruits ou jus de légumes et fruits

Médecins, nutritionnistes et naturopathes portent sur les fruits des avis différents.

Les uns recommandent de les consommer au début du repas et déconseillent de les mélanger avec tout autre aliment. Les autres préconisent de les prendre le matin à jeun. Moi-même j'ai longtemps hésité. J'avoue que, sur la foi des enseignements reçus, j'ai persisté dans l'erreur, prônant les vertus des jus de fruits, oubliant mes souvenirs d'enfance à la campagne : je n'ai jamais vu un fermier manger une pomme ou une poire le matin à jeun, à plus forte raison boire un jus de fruits.

Aujourd'hui, fort de mon expérience de thérapeute, je constate que je supprime les ballonnements de ventre de mes patients et que j'obtiens plus rapidement des résultats sur leur perte de poids en supprimant les jus de fruits et les fruits le matin et en dehors des repas.

Beaucoup de personnes pensent encore qu'un bon cocktail de jus de fruits ou de légumes ou qu'un fruit le matin au réveil, c'est bon pour la santé !

Peut-être n'aviez-vous pas, jusqu'à ce jour, fait le rapprochement entre la consommation d'un jus ou d'un fruit le matin à jeun et des sensations désagréables de renvois, d'aigreurs ou de brûlures d'estomac que vous avez ressenties dans la matinée.

C'est pourquoi, contrairement à l'opinion de la

plupart des nutritionnistes, je déconseille la consommation des fruits et des jus de fruits à jeun aux personnes présentant un problème d'acidification (les fruits fermentent dans l'estomac, entraînant la fermentation de tout ce que nous mangeons ensuite).

En revanche, à la fin du repas, le fruit – et non le jus de fruits – fluidifie le bol alimentaire, dissout les mauvaises graisses et abaisse le taux de cholestérol.

*

* *

Les petits déjeuners servis dans les hôtels, les avions, les trains et même dans les hôpitaux sont des défis à la bonne santé par l'accumulation d'aliments acidifiants : jus de fruits, café, café au lait, thé, thé au lait ou au citron, lait, céréales, croissants, brioches, confitures, miel...

Ils contribuent à nous rendre malades et à nous faire grossir.

Les jus de fruits ou de légumes et les fruits sont mieux tolérés dans les climats chauds ou en été. Ils ont alors un effet rafraîchissant et les acides sont plus facilement métabolisés. Mais, attention, ils doivent être pressés au dernier moment et bus à petites gorgées (ils deviennent alors moins acidifiants).

Attention à la diète aux fruits

Elle peut s'avérer extrêmement dangereuse, surtout si elle est prolongée, en hiver ou dans un climat froid, chez des personnes fatiguées, ou nerveuses, les diabétiques qui s'ignorent et toutes celles qui ont un système neurovégétatif fragile.

La surconsommation de fruits prive l'organisme de protéines, de minéraux, phosphore, calcium..., apportés par les autres catégories d'aliments. L'organisme devient incapable de neutraliser les acides des fruits.

En conséquence, cette diète peut entraîner spasmophilie, anémie, tétanie, chute de tension, perte de vitalité, frilosité, fonte des muscles, insomnie, perte de libido...

On ne peut l'accepter que dans les climats chauds ou l'été, un jour par semaine ; elle doit être réservée à des gens de forte vitalité ne présentant aucune carence minérale ou humorale, et comme un décrassage.

Les produits laitiers

Le lait entier, écrémé, stérilisé, homogénéisé, en poudre, concentré, caillé..., les fromages, le yaourt, le fromage blanc, le petit-suisse, les crèmes-desserts, la crème fraîche, les produits allégés ou additionnés de parfums, de fruits, de sucre, de colorants, de conservateurs, de stabilisateurs ou enrichis de vitamines... La liste des produits laitiers dénaturés est interminable.

En outre, si les laitages riches en protéines et en calcium favorisent sans conteste la croissance de l'enfant, chez l'adulte la capacité à les digérer s'est évanouie et, pour la plupart, ils sont devenus indigestes.

Entre 7 et 10 ans, la présure disparaît peu à peu de l'estomac de l'enfant. On doit donc diminuer la consommation des laitages pour se tourner vers celle des fromages peu fermentés et peu gras, à pâte ferme, ne dépassant par 30 % de matière grasse : beaufort, comté, fromage de chèvre (crottin de Chavignol, selles-sur-cher).

Ces trois exemples vont vous donner le rapport de concentration de certains produits laitiers :

– pour confectionner un yaourt enrichi, il faut 1/4 de litre de lait ;
– pour un fromage blanc de 100 grammes, 1 litre de lait ;
– pour un morceau de gruyère de 100 grammes, 1 litre de lait.

Alors que la ration quotidienne raisonnable d'un adulte bien portant et supportant les laitages ne devrait pas excéder 1 verre de lait par jour – ou l'équivalent en produits lactés.

Les produits laitiers contiennent beaucoup de calcium, dont l'excédent est dangereux, même si certains pensent encore que la teneur en calcium est la principale qualité des produits lactés. Contenant aussi beaucoup de glucides, les produits laitiers augmentent la fermentation intestinale, et doublent le temps de la digestion. Rappelez-vous ce que je vous ai dit : manger du fromage à la fin d'un repas équivaut à faire un second repas.

Vous comprenez maintenant ce que je pense des personnes qui ingurgitent plusieurs yaourts par jour, ou dont l'alimentation de base est le produit laitier sous toutes ses formes. Ou de celles (ce sont souvent des femmes) dont le régime favori (très soutenu par la publicité), acheté en pharmacie ou dans des maisons de régimes (pour lui donner une meilleure caution), est un substitut de repas à base de lait, sous forme liquide ou semi-liquide, parfumé (pour le rendre plus attractif) au chocolat, à la vanille, au café, au citron... Ces produits de régime dérèglent tout le système neurovégétatif (voir « Comprendre ce que vous mangez », page 55) avec, quelquefois, des effets catastrophiques : insuffisance rénale, reins calcifiés...

Il est d'ailleurs scandaleux que des professionnels de l'industrie alimentaire sans scrupules utilisent l'image de personnalités (des comédiennes entre autres) pour attirer des femmes et des hommes crédules vers des produits dits amaigrissants dont les effets peuvent être désastreux pour l'équilibre et la santé.

Les céréales

C'est l'ensemble des graines qui constituent la nourriture de base de l'humanité : riz, maïs, blé, orge, millet, seigle, froment, avoine, sarrasin.

Ces graines sont depuis des siècles préparées crues ou cuites, en bouillie ou moulues sous forme de farine pour confectionner la pâte pour les galettes, les crêpes, le pain ou la pâtisserie.

L'appauvrissement des sols de culture et les techniques modernes pour obtenir de meilleurs rendements ont rendu ces graines sensibles aux maladies ; l'homme doit recourir aux engrais artificiels, aux pesticides et aux produits chimiques pour les protéger et assurer leur récolte.

C'est ainsi que les céréales qui étaient parfaitement tolérées il y a encore cinquante ans, quand je travaillais dans les fermes, car elles avaient encore toutes leurs propriétés nutritives, produisent aujourd'hui (je le constate chaque jour dans mon cabinet en traitant les ventres de mes patients) des ballonnements, une irritation de la muqueuse intestinale, des colites, des colopathies, des états de constipation...

Certains ont d'eux-mêmes écarté la consommation des céréales complètes qu'ils ne supportaient pas : flocons d'avoine, crêpes au blé noir, pain complet, pain de seigle, de son... et se sont portés sur des farines raffinées. Ces farines sont, à mon avis, beaucoup plus nocives car dépourvues de propriétés nutritives et laissent, au niveau des intestins, des dépôts toxiques qui encrassent l'appareil neurovégétatif.

Ces graines raffinées sont à la base de la confection du pain blanc, du pain de mie, de toutes les pâtisseries, viennoiseries, biscuits : pain d'épices, croissants, petits pains, brioches, pains au chocolat... et des préparations pour le petit déjeuner : mueslis, flocons, grains ou pétales de maïs, blé, riz enrobés de sucre, de chocolat, de caramel et souvent additionnés de fruits secs ou d'oléagineux.

La consommation de toutes ces céréales au goût sucré a pour conséquence une hypersécrétion des sucs digestifs et des sucs bilio-pancréatiques, ralentissant la vidange de l'estomac, entretenant une fermentation intestinale, transformant le tube digestif en un véritable bouillon de culture avec indigestion chronique et, fréquemment, constipation. Parallèlement, j'observe souvent que l'appétit, le matin, disparaît comme le petit déjeuner. Celui-ci est alors limité à la consommation d'un excitant, café ou thé, pour « faire démarrer la machine ». Toute la journée, naturellement, se déroulera sous le signe du déséquilibre alimentaire, avec coupures d'énergie, coups de pompe, pertes de mémoire, fatigue physique et psychologique. Et, dans tous les cas, prise de poids.

En limitant les céréales complètes à deux tartines le matin et en supprimant tous les aliments acidifiants, mes patients retrouvent un bien-être, puis un ventre plat ! En quelques semaines, ils perdent du poids, et ceux qui présentent des problèmes allergiques (asthme, bronchite chronique, acné, psoriasis, eczéma...) voient leurs troubles disparaître. Tous mes patients dont le système neurovégétatif a été rééquilibré ont maigri et, le cas échéant, je le répète, ont vu aussi s'atténuer, puis disparaître, leurs troubles allergiques.

Les légumes

Les légumes constituent nos meilleures défenses contre les agressions des acides, grâce aux précieuses substances alcalinisantes qu'ils renferment. Certains légumes sont pauvres en calories (salades, légumes verts), tous sont riches en vitamines B et C, en oligo-éléments – fer et cuivre –, en matières minérales, en magnésium, potassium et calcium. Les légumes sont une aide précieuse pour la digestion des sucres lents (pâtes, riz, lentilles, etc.) et la digestion des viandes, volailles, poissons. Un bol alimentaire s'équilibre avec des légumes. On doit donc en manger à chaque repas. Mais lesquels ? Les légumes constituent une grande famille. Nous allons procéder à une revue de détail.

Les tubercules

La pomme de terre est en première ligne des aliments alcalinisants. Or, elle est toujours écartée dans les régimes amaigrissants. Pour moi, elle ne fait grossir que ceux qui en mangent trop. Elle a de grandes vertus : riche en amidon, elle remplace parfaitement les céréales, dont elle n'a pas le caractère acidifiant, elle est riche en potassium, en acides aminés, en vitamines B, PP et C. Elle est parfaitement digeste si on la choisit à chair jaune (plus riche en protéines) et ferme. Elle doit avoir une forme régulière, une peau lisse sans taches (les taches vertes renferment des produits toxiques), elle ne doit pas être farineuse. Entre avril et juillet, choisissez les pommes de terre primeurs.

La pomme de terre crue doit être épluchée au dernier moment, car elle noircit du fait de l'oxydation. Elle peut se conserver quelque temps dans un récipient avec de l'eau fraîche, mais jamais d'un repas à l'autre.

Les pommes de terre sont délicieuses en frites (à condition que l'huile soit conservée à l'abri de la lumière, filtrée et jamais utilisée plus de deux fois de suite).

Pour conserver au maximum ses vitamines, faites cuire la pomme de terre avec sa peau, en robe des champs.

Je déconseille les pommes de terre vendues en sac ou sous-vide déjà épluchées, grattées, et débitées sous forme de cubes, de frites : elles ont perdu toutes leurs vitamines.

Les herbacées

Toutes les salades : laitue, batavia, scarole, frisée, cresson...

Toutes les herbes : persil plat ou frisé, basilic, ciboulette, estragon, et aussi l'artichaut, le poireau, le concombre, la courgette, le chou, les champignons... et les tomates.

Ces légumes sont riches en eau, en fibres et en vitamine C. Les plus colorés sont les plus riches. Par exemple, le cœur d'une salade, plus clair, contient moins de vitamine C que les feuilles extérieures, très vertes ; un légume à pleine maturité est plus riche qu'un légume cueilli trop jeune ; un légume de saison qui vient d'être cueilli plus riche qu'un légume conservé quelques jours.

Attention, la tomate peut s'avérer acide. Comme toutes les crudités, elle est mieux tolérée au milieu du repas, surtout si vous en retirez la peau. Elle se digère mieux et devient une alliée contre la constipation.

L'artichaut est quelquefois très mal supporté parce qu'il augmente la formation et l'élimination de la bile, il faut le consommer cuit et, pour la plupart des gens, se limiter à un demi-artichaut.

Les racines

Carottes, radis, betteraves, salsifis, asperges, navets, céleri-rave.

Les racines contiennent des fibres et un peu moins d'eau que les herbacées. Âgées, elles sont plus difficiles à digérer.

Les carottes et les racines les plus colorées sont plus riches en vitamine C, mais elles contiennent aussi du sucre et sont irritantes et très mal tolérées par les personnes souffrant de colopathie ou de colite (inflammation du côlon). Je les déconseille pendant votre programme d'amaigrissement, ou alors prenez-les en très petites quantités.

Les légumineuses

Lentilles, haricots blancs, pois chiches, pois cassés, petits pois, fèves...

Comme elles sont très riches en protéines (souvent plus que certaines viandes), on les appelle les protéines végétales. Elles apportent aussi du fer, du phosphore, du magnésium et du calcium. En revanche, il leur manque certains acides aminés essentiels.

Les légumes secs conviennent aux organismes solides, aux travailleurs manuels, aux sportifs. Consommés une ou deux fois par semaine, en petite quantité, ils peuvent remplacer la viande. Ils sont excellents pour la santé. Mais n'en abusez pas : un excès peut provoquer des intolérances, des fermentations intestinales, un état de constipation et une prise de poids. Choisissez en priorité les légumineuses fraîches si vous avez tendance à avoir des problèmes digestifs.

Une bonne habitude : décorez vos préparations de fines herbes hachées, qui compenseront les pertes de vitamines des légumes cuits.

La diversité des légumes vous donne de nombreuses possibilités pour composer vos menus au restaurant et préparer à la maison de délicieuses recettes au goût de vos amis et de toute la famille.

Légumes cuits ou crus

Les légumes contiennent plus de vitamines crus que cuits, mais ils sont plus difficiles à digérer et demandent une meilleure mastication.

Une fois épluchées, tranchées, râpées, les crudités seront immédiatement servies à table pour être consommées dans les dix minutes.

Les légumes cuits seront servis dès la fin de la cuisson.

Au-delà de ces délais, la crudité ou le légume perd ses vitamines et oligo-éléments, s'oxyde, devient acide et déclenche les dérèglements dont je vous ai longuement parlé. Vous pouvez en faire l'expérience simple avec la pomme de terre qui, épluchée et laissée au contact de l'air, devient noire en une demi-heure. C'est quelquefois moins apparent pour d'autres légumes, mais le processus est identique (et c'est la même chose pour les fruits).

Pour cette raison, je voudrais vous mettre en garde contre toutes les crudités et préparations de légumes vendues chez les traiteurs, les boulangers et les bouchers...

Malgré de grandes précautions d'hygiène et de conservation dans le milieu frais des vitrines d'exposition, les légumes n'échappent pas, au contact de l'air, à l'oxydation et à l'acidification. Ils sont quelquefois, dans le meilleur des cas, présentés depuis le matin, donc quelques heures. Ajoutez à cela le temps de les rapporter à la maison... C'est une intoxication que vous programmez !

De même à la maison si vous avez consommé des légumes dans les meilleurs délais, juste après la préparation, faites attention aux restes que vous rangez soigneusement dans des récipients spéciaux ou dans du papier de conservation : ils sont déjà oxydés et ils ne seront donc plus consommables au moment du repas suivant.

Attention aux crudités et aux salades mélangées ! Les légumes crus contiennent beaucoup d'eau. **Ne mangez jamais de crudités à jeun : dans l'estomac vide, elles apportent une acidité génératrice de fermentation. Ne l'oubliez pas.**

Dans le même esprit, évitez les salades niçoises en entrée. Elles associent œuf dur et anchois à l'huile, qui sont difficiles à digérer. Choisissez plutôt une simple salade de batavia, mâche, mesclun, endive, ou une tomate dont vous aurez retiré la peau (il suffit de la tremper quelques secondes dans une casserole d'eau bouillante).

Si vous n'avez pas le temps de cuisiner, faites appel aux légumes – et aux autres produits – surgelés, en boîte ou lyophilisés ; ils conservent leurs qualités nutritives et leurs vitamines si vous les consommez immédiatement. Ne conservez pas les restes, surtout pas dans des boîtes en métal : vous risquez l'intoxication.

Le poisson

L'apport en protides du poisson est égal à celui de la viande, avec l'avantage d'apporter plus de vitamines (B, A, D) et plus de sels minéraux (fer, phosphore, iode, calcium). En outre, le poisson le plus gras contient autant de lipides que la viande la plus maigre (les graisses du poisson sont des acides gras non saturés, plus digestes et plus efficaces contre le mauvais cholestérol).

Les poissons, s'ils sont pêchés en pleine mer (et

non d'élevage), sont un des rares produits encore naturels, non altérés par l'industrie alimentaire.

Attention à la fraîcheur, c'est la priorité, soyez rigoureux.

– On reconnaît le poisson frais à son odeur agréable, ressemblant à celle d'une algue marine.

– La chair doit être ferme, le poisson brillant, humide et coloré, avec un œil vif.

– Sur un étalage, poissons et fruits de mer se présentent sur de la glace, parmi des algues ou des feuillages, régulièrement arrosés s'il fait chaud.

– N'achetez que des crustacés et des coquillages encore vivants ou, si vous connaissez bien votre poissonnier, des crustacés qui viennent d'être cuits (crabe, langoustine, homard, crevettes).

– Si vous achetez des filets ou des tranches de poisson, vérifiez la fermeté et la couleur de la chair.

Un grand choix s'offre à vous entre les fruits de mer, les crustacés, les coquillages...

– les poissons de mer maigres : colin, cabillaud, sole, limande, merlan, raie, bar, etc.,

– ou un peu plus gras : maquereau, rouget, saumon, etc.,

– ou les poissons de rivière ou de lac : carpe, truite, brochet, etc.

La volaille

Si votre choix se porte sur le poulet, la dinde, le dindonneau, la pintade, le canard, optez de préférence pour des volailles fermières ayant un label garantissant leur qualité, leur provenance et les conditions d'élevage.

Ces informations vous permettront de sélectionner des volailles d'au moins douze semaines d'âge (en dessous, elles sont plus riches en eau et moins savoureuses à poids égal).

Si les bêtes sont trop grosses, vous pouvez facilement acheter une volaille désossée, ou même une cuisse ou un seul morceau de blanc.

(Florence demande régulièrement à notre boucher des poulets désossés, coupés, et dont il a retiré la peau.)

Notez que les protéines des volailles sont beaucoup plus faciles à digérer que celles de la viande – à condition de ne pas manger la peau.

La viande

La viande est plus riche en protéines et en acides aminés essentiels, ainsi qu'en vitamines (B, B12) et en fer, mais elle contient aussi des graisses ; on ne doit pas en manger plus de deux fois par semaine. Sauf si on manque de fer. La viande rouge est mieux assimilée que les compléments de fer que pourrait vous prescrire votre médecin (souvent générateurs de constipation). Si vous n'aimez pas la viande rouge, reportez-vous sur les légumineuses telles les lentilles. (Voir « Les légumes secs », page 207.)

Choisissez une viande maigre de première catégorie. Votre boucher vous conseillera sur le morceau à choisir suivant la préparation (grillé ou en rôti) et il le dégraissera si cela est nécessaire. La viande blanche est plus facile à digérer : veau, lapin ou volaille.

– Évitez les viandes sous conditionnement : déjà tranchées, hachées, assaisonnées et préemballées.

– Si vous achetez de la viande hachée, exigez que le boucher la prépare devant vous à partir d'un morceau dépourvu de gras et consommez-la dans les heures qui suivent.

– Évitez les viandes les plus grasses, lourdes à digérer : le porc, certains morceaux de bœuf ou de mouton.

– Évitez de faire cuire la viande en ajoutant de la graisse (huile, beurre...). La viande, outre les protéines, contient des lipides cachés.

Si vous n'aimez pas la viande rouge, ne vous forcez pas, vous pouvez la remplacer par la viande blanche, la volaille, le poisson, les coquillages ou les crustacés, tout aussi nourrissants et contenant autant de protéines et souvent beaucoup moins de lipides.

Les corps gras

Les corps gras d'origine animale ou végétale sont des lipides. Ils sont utilisés crus ou cuits dans les préparations des plats et dans les assaisonnements.

Le beurre

Il contient des lipides (82 à 84 %) et de l'eau (12 à 16 %). C'est une excellente source de vitamines (A, D et E). Mais le beurre est riche en cholestérol et en acides saturés et il faut éviter, si l'on veut maigrir, d'en consommer plus de 30 grammes par jour.

Il se digère mieux cru que cuit, car il se dénature au-dessus de 80 °C (il devient brun et toxique). Méfiez-vous de la cuisine au beurre au restaurant !

La margarine

Elle peut être d'origine animale ou végétale. Elle est donc moins digeste que le beurre, et tout aussi calorique.

Cuite, elle se dénature comme le beurre et ne supporte pas la friture. Je la déconseille.

Les huiles

Ce sont des corps gras pratiquement purs, à consommer en petites quantités. La teneur en vitamines de l'huile dépend à la fois de son origine, de sa maturité et des méthodes employées pour son extraction et son raffinage.

Vous choisirez de préférence, d'après l'étiquette, une huile de première pression à froid ; vous éliminerez les huiles raffinées qui subissent des opérations chimiques.

Les huiles sont fragiles, elles doivent être conservées fermées, à l'abri de la lumière et de la chaleur, sinon elles s'oxydent.

Je conseille l'huile d'olive, l'huile de maïs, de tournesol ou de pépins de raisin.

Le sel

Il n'est pas nécessaire pour maigrir de faire un régime sans sel (sauf dans les cas d'hypertension). Mais il est contre-indiqué de trop saler.

Donc, salez modérément à la cuisson, et ne resalez pas ensuite. Évitez toutes les charcuteries, les viandes et les poissons conservés dans le sel, ou fumés.

Les épices et les condiments

N'abusez pas de la moutarde, du poivre blanc, vert ou gris, du piment, du paprika, du gingembre, du curry, de la cannelle, du cumin, de la noix de muscade, du safran, des clous de girofle, de la vanille.

Les épices et condiments relèvent et parfument le goût des mets. Ils proviennent, pour la plupart, des pays exotiques ; ils sont largement utilisés dans la cuisine indienne, chinoise, antillaise, marocaine, tunisienne...

Leurs vertus sont digestives et, dit-on parfois, aphrodisiaques.

Certaines épices ou certains condiments peuvent avoir une action irritante au niveau de la muqueuse intestinale, et sont à employer raisonnablement.

Attention aux assaisonnements tout prêts, en pots ou en tubes : mayonnaises, sauces tomate, moutardes, qui sont souvent lourds à digérer parce que trop gras, additionnés de sucre ou de vinaigre. Ils dénaturent le goût des plats.

Le miel

Le miel est un sucre naturel dont la composition (oligo-éléments, vitamines, sels minéraux...) et les qualités varient suivant le paysage (plaine ou montagne) ou la végétation (fleurs ou plantes) dont il est issu.

Le miel contient du glucose en quantité importante. Il nécessite donc, pour être bien digéré, une grande quantité d'insuline. C'est un aliment complet, difficile à assimiler par un système neurovégétatif fragile. Associé avec d'autres aliments (pain, beurre, laitages, céréales, fruits ou jus...), il stoppe la digestion buccale et stomacale, produit de l'acidité, de la fermentation, des brûlures d'estomac, des colites... et même quelquefois des réactions cutanées et des allergies.

C'est pour ces raisons que je le déconseille en cas d'appareil digestif fragile.

C'est un aliment excellent pour les sportifs, les

enfants, les travailleurs manuels, à condition de le déguster à jeun, seul, pris sous la langue comme un oligo-élément : c'est ainsi que l'utilisaient les paysans de mon enfance.

La confiture

La confiture (même celle faite maison) est un sucre rapide, acidifiant, indigeste, qui perturbe tout le bol alimentaire. La confiture déclenche, au niveau de l'estomac, une hypersécrétion des sucs gastriques et des sucs bilio-pancréatiques, entraînant immédiatement une inflammation de la muqueuse intestinale, une fermentation, un ralentissement de la digestion, un coup de pompe (hypoglycémie) et une prise de poids.

*
* *

En supprimant le miel et la confiture le matin au petit déjeuner, en les remplaçant par une protéine au goût salé, un grand nombre de mes patients ont retrouvé très rapidement la santé de leur ventre et ils ont maigri.

CONCLUSION

Si vous avez mis en œuvre mes conseils, si vous avez pratiqué ma méthode de respiration-détente, adopté de nouvelles habitudes de table, orienté doucement vos choix vers les aliments alcalinisants et les recettes de Florence, si vous avez fortifié votre cœur et votre ventre, vous avez maigri.

Si votre surcharge pondérale est importante, et très ancienne, vous allez encore avoir besoin d'un peu de patience. Les premiers résultats doivent vous encourager. Vous vous sentez déjà mieux. Gardez le rythme des exercices respiratoires et celui de l'activité physique ; pratiquez mes automassages. Restez détendu, mangez lentement. Surtout, ne vous découragez pas. Vous êtes sur la bonne voie, votre balance vous le confirme.

Si vous jugez avoir atteint votre objectif principal, si vous êtes arrivé (ou revenu) à votre poids idéal, si votre miroir vous renvoie une image différente, plus acceptable ou plus attirante, avec un visage dégonflé, un corps plus svelte, si vos amis vous disent : « Tiens, tu as rajeuni », bref, si vous vous sentez bien dans votre peau, réconcilié avec vous-même et avec les autres, vous êtes prêt pour la phase de stabilisation. Pas question de reprendre vos vieilles et néfastes habitudes, de retomber dans le stress, de vous laisser aller. Je tiens à ce que vous gardiez définitivement votre poids de forme, et cette nouvelle forme tout court. Vous allez continuer à rechercher la détente (en espaçant toutefois les exercices respiratoires) et vous allez maintenir en bonne condition votre cœur et votre ventre. Contrairement aux régimes amaigrissants, célèbres ou non, dont l'effet s'arrête net dès qu'on les supprime, ma méthode porte en elle la garantie de la stabilisation. Elle va devenir pour vous une nouvelle façon de vivre.

*
* *

Je me félicite de ces premiers résultats. Que vous ayez perdu quelques kilos, un peu plus ou un peu moins, avec la quasi-certitude de ne pas les reprendre (ou d'en perdre encore un certain nombre si c'est nécessaire), constitue pour moi une preuve du bien-fondé de ma théorie : détente, régularité, alcalinisation de l'alimentation, exercices physiques sont capables, à l'intérieur d'un plan d'action coordonné, de venir à bout de toute surcharge pondérale. Parfois, le retour à la détente suffit à lui seul : Gérard Depardieu, tout récemment, disait qu'il avait maigri de vingt kilos, ou plus, quand il s'était débarrassé d'une anxiété permanente. Bien d'autres ont fait la même expérience. Pour moi, c'est dans la tête que se gagnent la plupart des combats pour la guérison. C'est de l'intérieur que part la guerre contre les kilos, la terrible « cellulite », et la fatigue, la mauvaise humeur, la timidité, la déprime et les troubles sexuels, etc. Ne souriez pas. Depuis que je soigne et guéris d'innombrables troubles fonctionnels, cette conclusion s'est imposée à moi. Je regarde toujours au-delà du trouble, de la douleur qu'on me demande de traiter. Je vois plus loin – et plus haut.

En perdant des kilos, vous avez en réalité perdu aussi une image négative qui vous empêchait de vous sentir bien dans votre peau, en harmonie avec vous-même et avec les autres. Cette image était une entrave, un frein à la communication, au goût d'entreprendre et à une sexualité décomplexée, partagée, épanouie, bref, à la joie de vivre.

Vous allez rapidement en faire l'expérience. Tout va vous sembler plus facile – avec vous comme avec ceux qui vous entourent. Je suis prêt à parier que ces quelques kilos envolés vont changer votre vie. Une nouvelle énergie, de nouvelles forces, de nouveaux désirs, étouffés au plus profond de vous-même, vont renaître.

Vous allez retrouver vos marques et vous allez naturellement passer à l'essentiel : pour moi, l'essentiel c'est plus d'amitié, de tendresse, d'ouverture vers les autres, d'amour, de don de soi. Plus vous donnerez, plus vous recevrez. Plus vous vous enrichirez spirituellement.

Mon Dieu, nous sommes bien loin de la perte de poids...

TABLE DES MATIÈRES

INTRODUCTION

Page 9

PREMIÈRE CLÉ

DEUXIÈME CLÉ

TROISIÈME CLÉ

QUATRIÈME CLÉ

CINQUIÈME CLÉ

SIXIÈME CLÉ

SEPTIÈME CLÉ

Composition réalisée par COMPOFAC - PARIS

IMPRIMÉ EN FRANCE PAR BRODARD ET TAUPIN
Usine de La Flèche (Sarthe)
Librairie Générale Française - 43, quai de Grenelle - 75015 Paris.

ISBN : 2 - 253 - 08182 - 5

30/8182/5